SCHRIFTEN AUS DEM GESAMTGEBIET DER GEWERBEHYGIENE
HERAUSGEGEBEN VON DER DEUTSCHEN GESELLSCHAFT FÜR GEWERBEHYGIENE
IN FRANKFURT A. M., PLATZ DER REPUBLIK 49
NEUE FOLGE. HEFT 25

Über die Gesundheitsverhältnisse der Arbeiter in der deutschen keramischen insbesondere der Porzellan-Industrie mit besonderer Berücksichtigung der Tuberkulosefrage

Von

Professor Dr. K. B. Lehmann

Geheimer Rat
Direktor des Hygienischen Instituts
Würzburg

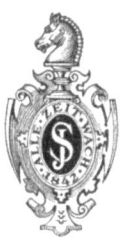

Springer-Verlag Berlin Heidelberg GmbH
1929

ISBN 978-3-662-34194-0   ISBN 978-3-662-34464-4 (eBook)
DOI 10.1007/978-3-662-34464-4

Alle Rechte, insbesondere das der Übersetzung
in fremde Sprachen, vorbehalten.

Vorwort.

Wie aus den Darlegungen auf Seite 1 hervorgeht, ist die folgende Arbeit im Auftrag des Reichsgesundheitsrates im wesentlichen von mir verfaßt. Nur der Reisebericht — Abschnitt 2 — stammt von Herrn Geh. Regierungsrat Dr. Burkhardt, Mitglied des Reichsgesundheitsamts. Die Darstellung wurde von dem als Korreferenten aufgestellten Herrn Geh. Regierungsrat Simon durch eine Anzahl von technischen Bemerkungen ergänzt. Auch sonst bin ich Herrn Geh. Regierungsrat Simon für eine Reihe technischer Auskünfte zu Dank verpflichtet.

Würzburg, im Mai 1929.

K. B. Lehmann.

Inhaltsverzeichnis.

Seite
I. Veranlassung zur Arbeit. Art der Bearbeitung. Schwierigkeit des Problems. Wiederholte Bearbeitung im Laufe von 14 Jahren 5
II. Bericht über die in der Zeit vom 6.—13. Oktober 1912 ausgeführte Dienstreise zur Besichtigung keramischer Betriebe 6
    A. Reiseplan und Studienplan 6
    B. Grundzüge der Porzellanherstellung 7
        1. Die Porzellanfabrik von K. in W. 12. — 2. Die Porzellanfabrik von C. T. & Co. in A. 14. — 3. Die Porzellanfabrik von F. C. M. in St. 15. — 4. Die Porzellanfabrik von R. Sch. in S. 16.
    Steingutfabriken 17
        1. Die Steingutfabrik von F. A. M. in B. 17. — 2. Die Steingutfabrik von W. A. G. in P. 19. — 3. Die Wandplattenfabrik von W. 20.
    Kaolinwerk 21
III. Einige statistische Notizen über die deutsche Porzellanindustrie . . . 22
IV. Art, Menge und Schädlichkeit des Staubes in der Porzellanindustrie 24
    1. Der Staub der Kollergänge 24. — 2. Die verstaubende, ungebrannte Porzellanmasse 24. — 3. Das gebrannte Porzellan 24.
V. Tierversuche 27
VI. Einige Ergebnisse älterer statistischer Forschung über die Gesundheitsverhältnisse der Porzellanarbeiter 30
    1. Sterbealter 30. — 2. Lebensdauer 30. — 3. Gesamtmortalität und Tuberkulosemortalität 31. — 4. Tuberkulosemortalität im Vergleich zur Gesamtmortalität 33. — 5. Morbiditätsstatistik 33.
VII. Neuere Untersuchungen über Porzellanarbeiter in Deutschland . . . 35
VIII. Einige neuere ausländische Arbeiten über die Bedeutung der Kieselsäure insbesondere für die Keramik-Arbeiter 49
IX. Maßnahmen 52
X. Schlußsätze 53
XI. Zusammenfassung 54

I. Veranlassung zur Arbeit. Art der Bearbeitung. Schwierigkeit des Problems. Wiederholte Bearbeitung im Laufe von 14 Jahren.

Die Veranlassung der Arbeit bildete ein unter dem 22. März 1911 dem Herrn Präsidenten des Kais. Gesundheitsamtes erteilter Auftrag, im Hinblick auf die seither vorliegenden widersprechenden Angaben der gewerbehygienischen Literatur über die Tuberkuloseanfälligkeit der Porzellanarbeiter hierzu ein Gutachten durch den Reichsgesundheitsrat erstatten zu lassen.

Das Kaiserliche Gesundheitsamt hat hierauf eine Kommission zum Studium der Frage eingesetzt und ihr zunächst 1912 Gelegenheit gegeben, in einer sechstägigen Studienreise einige charakteristische Betriebe Deutschlands verschiedener Art kennenzulernen. Gleichzeitig wurde Herr Prof. Lehmann mit tierexperimentellen Studien, Herr bayr. Landesgewerbearzt Dr. Koelsch mit Fabrikstudien beauftragt. Der Krieg störte oder unterbrach die vom Gesundheitsamt veranlaßten Arbeiten und verzögerte ihre Veröffentlichung. Es erschienen 1919 die Arbeit Porzellanindustrie und Tuberkulose von Koelsch und bald darauf einige ähnliche Arbeiten anderer Autoren. Nachdem eine Sitzung im Reichsgesundheitsamt im Dezember 1921 ergeben hatte, daß noch mancherlei in den Fragen zu tun sei, und daraufhin abermals eine Reihe von Spezialuntersuchungen über die Zustände insbesondere in norddeutschen Fabriken ausgeführt worden war, ersuchte der Präsident des Reichsgesundheitsamtes Herr Dr. Bumm im Herbst 1924 die Herren Geh. Rat Prof. Dr. K. B. Lehmann und Geh. Reg.-Rat Simon um ein abschließendes gutachtliches Referat über die ganze Frage. Im Juli 1925 wurde dieses Referat erstattet, die Diskussion bestätigte das Bedürfnis nach weiteren Arbeiten.

Im Frühjahr 1928 erbat der neue Präsident des Reichsgesundheitsamts Dr. Hamel die Fertigstellung des Referates, da nunmehr wohl genügendes Material vorläge.

Ich (Lehmann) habe daraufhin das Referat von 1925 in seinem medizinischen Teil nochmals umgearbeitet und ergänzt[1]. Die vielfach von

---

[1] Namentlich fanden Berücksichtigung 1. Koelsch und Kaestle: Klinische und röntgenologische Untersuchungen über den Lungenbefund bei 500 Porzellanarbeitern, das mir im Manuskript zugänglich war. Die Arbeit erscheint im Sommer 1929 in der Schriftenreihe des Reichsarbeitsministeriums, und 2. die experimentelle und kritische Arbeit von Jötten und Arnoldi: Gewerbestaub und Lungentuberkulose. Berlin: Julius Springer 1927. Die letztere Arbeit bringt viel Literatur.

verschiedenen Autoren kritisierte ältere, zum Teil mit primitiven Mitteln gewonnene Literatur ist nur kurz behandelt. Theoretische Anschauungen sind nur, soweit dies absolut notwendig war, hineingearbeitet, Streitigkeiten über theoretische Dinge nur gestreift. Ungünstige Angaben sind besonders gewissenhaft verzeichnet, wenigstens in Anmerkungen. Das Referat fand in der Sitzung vom Juni 1928 die Zustimmung des Reichsgesundheitsrats.

Die Schwierigkeit des Problems ist sehr groß; hierüber seien einige Worte gestattet:

Daß starke Staubzufuhr für die Gesundheit der Lungen nicht vorteilhaft ist, weiß jeder Laie. Er erachtet es auch meist für leicht, in diesen Fragen zu urteilen.

Was der Laie aber nicht bedenkt, ist, daß mindestens folgende Punkte von Einfluß sind, ob eine bestimmte Staubsorte schadet:

1. Menge
2. Art
3. Feinheit und vielleicht Form
4. Löslichkeit
} des Staubes

5. Dauer } der Einwirkung.

6. Konstitution, Alter, Geschlecht
7. Lebensführung, insbesondere Wohnung und Ernährung
} des Arbeiters

8. Menge
9. Dauer
} der gleichzeitigen Tuberkulosebazillenzufuhr.

Die ältere Medizin fragte vorwiegend nach der Staubart und ließ alle anderen Fragen beiseite; chronische Lungenkrankheit wurde oft von Tuberkulose nicht unterschieden, die Schwierigkeit dieser Unterscheidung ist uns erst heute ganz klar. Wir fangen erst an, die Bedeutung obiger Faktoren in jedem Fall zu prüfen. Schlüsse aus der menschlichen Statistik sind ebenso schwer wie Schlüsse aus Tierversuchen (siehe unten). Bei größerem Menschenmaterial können wir kaum jemals all diese Fragen genügend berücksichtigen, um scharf zu vergleichen.

II. Bericht über die in der Zeit vom 6.—13. Oktober 1912 ausgeführte Dienstreise zur Besichtigung keramischer Betriebe.

A. Reiseplan und Studienplan.

An der Reise zur Besichtigung keramischer Betriebe in der Zeit vom 6.—13. Oktober 1912 nahmen teil unter Leitung des Herrn Präsidenten des Kais. Gesundheitsamts Dr. Bumm die Herren Geh. Reg.-Rat Dr. Burkhardt, Geh. Oberreg. Rat Frick (Berlin), Landesgewerbearzt Dr. Koelsch (München), Prof. Dr. K. B. Lehmann (Würzburg), Geh. Oberreg. Rat Leymann (Berlin), Oberstabsarzt a. D. Dr. Nietner, Reg.- und Gewerberat Simon (Düsseldorf) und Prof. Dr. Sommerfeld (Berlin). Den Besichtigungen wohnten außerdem die jedesmal zuständigen Gewerbeaufsichtsbeamten bei.

Es wurden folgende Betriebe besucht:

Am 7. Oktober zwei Porzellanfabriken,

am 9. Oktober eine Massenmühle und zwei Porzellanfabriken,

am 11. Oktober zwei Steingutfabriken und eine Wandplattenfabrik, sowie endlich

am 12. Oktober die Kaolinwerke.

Vor dem Beginn der Besichtigungen am Abend des 6. Oktober fand in Waldenburg eine Vorbesprechung der an der Reise Beteiligten statt, um sich darüber zu verständigen, wie im allgemeinen bei dem Besuche der Betriebe am zweckmäßigsten vorzugehen sein werde, worauf man besonders zu achten haben werde und welche Feststellungen etwa in den Arbeitsräumen gemacht werden könnten. Hierbei ergab sich insbesondere ein Einverständnis darüber, daß eine ärztliche Untersuchung der Arbeiter auf Lungenschwindsucht nicht vorzunehmen sein werde, weil die Untersuchung einzelner Arbeiter nur ein falsches Bild von den bestehenden Verhältnissen geben könne und eine genaue Untersuchung aller Arbeiter sich aus Zeitmangel nicht ausführen lasse. Man werde sich deshalb darauf beschränken müssen, einen allgemeinen Eindruck von dem Gesundheitszustand der Arbeiter zu gewinnen.

B. Grundzüge der Porzellanherstellung.

Bevor auf die Besonderheiten der einzelnen besichtigten Betriebe hier näher eingegangen wird, sei es gestattet, einige allgemeine Ausführungen, soweit sie zum Verständnis der weiteren Angaben erforderlich oder zur richtigen Beurteilung der geschilderten Befunde von gesundheitlichem Standpunkte aus erwünscht sind, vorauszuschicken.

Die Masse, aus der die Porzellangegenstände geformt werden, ist ein künstliches Gemenge von etwa 50% Kaolin, 25% Feldspat und 25% Quarz; sie wird in der Regel erst in der Porzellanfabrik selbst aus den Rohmaterialien hergestellt. Der Erzeugung der Porzellanmasse aus dem Rohmaterial dient in der Fabrik eine besondere Betriebsabteilung, die sogenannte Massenmühle. Hier wird zunächst der Feldspat, der in Form von Steinen eingeht, auf dem Kollergang trocken zu einem groben Pulver zermahlen. Dabei entwickelt sich Staub, der in den Arbeitsraum eindringt, wenn nicht besondere Vorkehrungen dagegen getroffen sind. In dem Arbeitsraum mit dem Kollergang sind gewöhnlich nur 1—2 Personen beschäftigt. Als Quarz findet nur für besondere Zwecke, wie z. B. zur Herstellung von Glasurmasse, steiniges Material Verwendung, das nach vorherigem Erhitzen und Abschrecken ebenfalls auf dem Kollergang gemahlen werden muß. Die Staubentwicklung ist hierbei die gleiche wie bei der Zerkleinerung des Feldspats. Die Hauptmenge des zur Herstellung der Porzellanmasse erforderlichen Quarzes besteht jedoch aus weißem, grubenfeuchtem Quarzsand, der keine Vorbearbeitung durch den Kollergang verlangt und nicht stäubt. Ebenso ist für das Kaolin, das in bereits geschlämmtem Zustande in

Gestalt von bröckeligen, tonähnlichen, weißen Klumpen bezogen wird, eine Vorbearbeitung nicht erforderlich. Reinem Kaolinstaube sind deshalb in den Porzellanfabriken die Arbeiter fast gar nicht ausgesetzt.

Zur Herstellung der Porzellanmasse selbst werden nun die drei soeben genannten Stoffe, nämlich der gepulverte Feldspat, der Quarzsand und das lufttrockene Kaolin in dem eben angegebenen Gewichtsverhältnis aus dem bereitstehenden Vorrat mit einer Schippe in Holzkübel abgemessen. Dies trockene Gemisch wird sodann, um feiner zermahlen zu werden, durch einen Trichter in eine Trommel (Kugelmühle) eingeschüttet; hierbei stäubt es in der Regel stark, so daß der Mahlraum in der Regel ganz weiß von Staub ist. Aber auch in diesem Raume sind nur wenige Leute tätig, meist 2—3. Das Füllen der Trommel nimmt übrigens nur kurze Zeit, für jede Trommel etwa $1/2$ Stunde, bei 2—3 Füllungen täglich also 1—$1^1/_2$ Stunden, in Anspruch, so daß die damit beschäftigten Arbeiter nicht etwa während ihrer ganzen Arbeitszeit der Staubeinatmung ausgesetzt sind. In den Trommeln, von denen je nach der Größe des Betriebes verschieden viele, z. B. 2, 10, 15 oder mehr im Gang sind, und deren Innenwand mit starken Fliesen aus gebranntem Porzellan ausgekleidet sind, wird nun die eingefüllte Masse ($1/_3$) unter Zusatz von ziemlich viel Wasser ($1/_3$) durch große, rundliche Flint-(Quarz) Steine ($1/_3$) zur Zerkleinerung gemahlen. Das Mahlen der Masse erfordert eine Zeit von etwa 30 Stunden, das der Glasur je nach der Mehlfeinheit von 20—70 Stunden. Nachdem eine Trommel die erforderliche Zeit gelaufen ist, läßt man den Inhalt, der jetzt einen dünnflüssigen, weißen Brei darstellt, durch ein Sieb und über einen Magnetapparat gehen, in eine Sammelgrube ablaufen. Aus dieser wird der Schlicker dann durch Siebe in Filterpressen gepumpt, in denen er vom überschüssigen Wasser befreit wird. Der Preßrückstand ist die fertige Porzellanmasse. Sie wird in runden, etwa 2—3 Finger dicken Teigkuchen von ungefähr 75 cm Durchmesser gewonnen und gleicht in hohem Maße feuchtem Ton. Vor der weiteren Verarbeitung braucht diese Masse jetzt nur noch durch ein Knetverfahren (im kleinen betrieben von Hand, im großen durch eine sogenannte Schlagmaschine) von Luftblasen befreit zu werden.

Einer besonderen gesundheitlichen Schädlichkeit sind bei den zuletzt erwähnten Verrichtungen die Arbeiter nicht ausgesetzt. Nur die Kugelmühlen verursachen beim Gang erheblichen Lärm. Die Zahl der hier beschäftigten Arbeiter ist wieder nur klein, und es handelt sich dabei ausschließlich um Männer.

Ganz abgetrennt von den der Herstellung der Porzellanmasse aus den Rohmaterialien dienenden Räumen findet die Verarbeitung der Porzellanmasse selbst statt. Es werden aus ihr teils durch Drehen, teils durch Gießen in der sogenannten Dreherei die herzustellenden Gegenstände geformt. Die Dreherei besteht durchweg aus hellen, luftigen, großen Räumen oder sogar weiten Sälen, in denen die Arbeiter oder Arbeiterinnen einzeln oder zu zweien in der Nähe der Fenster beschäftigt sind. Das Drehen erfolgt mit Hilfe der gewöhnlich durch eine besondere

II. Bericht über die Dienstreise.

Betriebskraft in Umdrehung gehaltenen Töpferscheibe, wobei die teigige Porzellanmasse durch mäßigen Druck mit den Händen oder mit einer an einem beweglichen Hebelarm angebrachten Schablone zu den verschiedensten Gegenständen, wie z. B. zu Tellern, Tassen, geformt wird. Die Arbeit ist im allgemeinen leicht. Für gute Beleuchtung durch Tageslicht und für reichlichen Luftwechsel ist in diesen Räumen, schon weil es die Arbeit selbst verlangt, immer gesorgt. An Bodenfläche und an Luftraum ist kein Mangel, weil die Arbeiter bei ihren Hantierungen eine gewisse Bewegungsfreiheit haben müssen, und weil regelmäßig die von ihnen gefertigten Porzellangegenstände auf Gestellen in demselben Raume getrocknet werden. Aus letzterem Grunde wird in der kalten Jahreszeit auch stets für eine gute Erwärmung der Dreherei gesorgt. Überheizung wäre technisch schädlich und unterbleibt daher. Auch staubig war die Luft bei unseren Besuchen in den Dreherein nicht; doch legt der Umstand, daß der Fußboden zumeist aus Holz bestand, überall infolge der ihm aufgelagerten und zertretenen Abfälle die Befürchtung nahe, daß die Beschaffenheit der Luft nicht immer eine so gute sein wird, wie sie uns gezeigt wurde. Wird der Fußboden nicht gereinigt, so werden sich allmählich die trockenen Abfallmassen immer mehr anhäufen und beim Hin- und Hergehen zertreten und verstäuben. Das Reinigen der Fußböden ist außerdem gewöhnlich durch die im Raum befindlichen Arbeitstische und Trockengestelle erheblich erschwert. Bei unserem Durchgehen durch die Dreherein konnte man auch überall deutlich erkennen, daß kurz zuvor eine gründliche Reinigung stattgefunden hatte; daraus war zu schließen, daß für gewöhnlich die in Rede stehenden Verhältnisse wohl ungünstiger liegen werden, als es bei der stets angemeldeten Besichtigung den Anschein hatte. Vor dem Auskehren gehört gesprengt — wozu man mancherorts die Mädchen soll zwingen müssen.

Die Beschäftigung derjenigen Arbeiter, welche Porzellangegenstände, wie z. B. Wasserkrüge, durch Gießen herstellen, ist gesundheitlich ebenso zu beurteilen wie die der Porzellandreher. Beide Gruppen sind übrigens häufig in demselben Arbeitsraum beschäftigt. Die Gießarbeit besteht in der Hauptsache darin, daß sie eine dünnbreiige Porzellanmasse in trockene, poröse, wasseraufsaugende Gipsformen gießen, nach einiger Zeit, etwa $^{1}/_{4}$ Stunde, wenn sich eine genügend dicke und feste Wandschicht gebildet hat, den Überschuß aus der Form herausschütten und späterhin den fertigen Gegenstand aus der Form herausnehmen. Auch bei dieser im allgemeinen leichten Arbeit, die mit keinen besonderen Schädlichkeiten verbunden ist, werden, wie beim Drehen, vielfach Mädchen beschäftigt.

Zu einer Staubentwicklung führen die tatsächlichen Arbeiten in der Dreherei nur an denjenigen wenigen Stellen, wo die angefertigten und an der Luft getrockneten lederharten Porzellangegenstände etwas nachgearbeitet werden müssen, um daran befindliche Gußnähte oder sonstige Unebenheiten zu beseitigen. Dies geschieht in der Weise, daß die Rauhigkeiten auf der Drehscheibe an dem sich drehenden Gegenstande mit einer Messerklinge abgeschabt werden. Der hierbei sich bildende Abfall fein zerkleinerter Porzellanmasse wird infolge der schnellen Drehung der Scheibe kräftig in die Luft geschleudert und zerstäubt dabei zum Teil. Indes ist dieser Staub, da die Porzellanmasse nicht völlig trocken ist, ziemlich grob und fällt deshalb bald zu Boden. Immerhin soll das Kopfhaar der mit diesen Verrichtungen beschäftigten Personen — es sind gewöhnlich Arbeiterinnen — abends, wenn sie von der Arbeit nach Hause gehen, ganz weiß bestäubt sein.

Nachdem die auf die eben beschriebene Weise durch Drehen oder Gießen geformten und, soweit es erforderlich war, nachgearbeiteten Porzellangegenstände auf Gestellen, meist in den Arbeitsräumen selbst, hinreichend trocken geworden sind, werden sie in feuerfeste Kapseln verpackt und darin in den Ofen eingesetzt. Diese letztere Arbeit ist insofern nicht ganz ohne Bedenken, als die Öfen, deren Gewölbe zu solchem Zweck betreten werden muß, vom letzten Brande her in der Regel noch ziemlich warm sind. Es pflegt im Brennraum noch eine Temperatur von 40—50° zu bestehen. Die Leute sind bei dieser Arbeit immer nur für kurze Zeit der starken Wärme ausgesetzt, da sie ja, um neue Kapseln zu holen, immer wieder bald das Ofeninnere verlassen müssen. Einer Erkältungsgefahr sind sie beim Temperaturwechsel auch nicht sonderlich ausgesetzt, da die ganze Arbeit in einem geschlossenen Raume vor sich geht. Ist der erste Brand, bei dem die Porzellangegenstände einer Temperatur von 800—900° ausgesetzt werden, beendigt (24—30 Stunden) und der Ofen danach wieder einigermaßen kühl geworden, so werden die Kapseln mit dem „verglühten" Porzellan aus dem Ofen herausgetragen, geöffnet und entleert. Das Ausnehmen der Öfen ist gesundheitlich ebenso zu beurteilen wie das Einsetzen der Kapseln. Das Öffnen und Entleeren der Kapseln bringt keine Schädlichkeit mit sich.

Die nach dem ersten Brand noch rauhen Porzellangegenstände müssen nunmehr, um sie gebrauchsfertig zu machen, noch glasiert (glatt gebrannt) werden. Vorher muß jedoch noch jeder einzelne Gegenstand von der Flugasche gereinigt werden, die sich im Ofen wohl infolge der Undichtigkeit der Kapseln auf ihm abgesetzt hat. Diese Arbeit, bei der es stark stäubt, wird jetzt allgemein unter Verwendung von Absaugevorrichtungen vorgenommen, so daß die betreffenden Leute, meist Arbeiterinnen, dabei einer Staubeinwirkung nicht ausgesetzt sind. Mit der Glasurmasse werden die Gegenstände in der Regel in der Weise überzogen, daß sie kurze Zeit wie zum Abspülen darin untergetaucht werden. Die Glasur, die mit besonderer Sorgfalt hergestellt wird, ist dünnflüssiger, sonst aber ähnlich wie die Porzellanmasse selbst (mehr Feldspat!) zusammengesetzt und frei von Bleiverbindungen. Sind die Gegenstände nun wieder getrocknet, so ist es meist erforderlich, sie an denjenigen Stellen, an welchen sie nach dem Einsetzen in die Kapseln mit diesen in Berührung kommen[1], wieder

---

[1] Die Unterfläche des Fußes wird auch vielfach paraffiniert, um ein Anhaften von Glasur und Anbacken zu verhindern.

II. Bericht über die Dienstreise.

von der Glasurmasse zu befreien, weil sie sonst dort infolge Schmelzens der Glasur beim Brennen fest anbacken würden. Um den bei diesem **Abputzen der Porzellangegenstände** aufwirbelnden Staub von Glasurmasse unschädlich zu machen, wird diese Arbeit gegenwärtig allgemein unter Verwendung von **Absaugevorrichtungen** vorgenommen. Diese erwiesen sich auch bis auf wenige Ausnahmen so **wirksam**, daß sie das Eintreten von Staub in den Arbeitsraum völlig verhinderten. Nunmehr werden die Porzellangegenstände zum zweiten Male in Kapseln verpackt und mit diesen wiederum in den Ofen gebracht, um jetzt einer stärkeren Glut als beim ersten Male (1200—1400°) ausgesetzt zu werden. Nach Beendigung des Brandes (24—30 Stunden) und nach Abkühlung des Ofens werden die Kapseln wieder herausgetragen und entleert[1].

Damit ist die Herstellung der Porzellangegenstände dort beendigt, wo lediglich ungefärbte weiße Ware angefertigt wird.

Farbig verziert wird das Porzellan mit Linien, Zeichnungen, Bildern u. dgl., in der Weise, daß die Farben entweder auf das nur verglühte, also erst einmal gebrannte oder auf das fertig gebrannte, bereits glasierte Porzellan aufgetragen werden. Dies Verzieren geschieht entweder durch Bemalen aus freier Hand oder durch das Aufbringen von Abziehbildern oder durch Besprengen mit öligem Farbnebel vermittels des Aerographen. In den besichtigten Betrieben war am meisten das Verzieren mit Farbe **nach** der Glasur in Gebrauch.

Die Räume, in denen diese Verzierungsarbeiten vorgenommen wurden, waren, weil schon die Verrichtungen selbst es verlangen, hell und geräumig. Eine zu starke Belegung der Räume verbietet sich, weil die Arbeiter bei ihren Hantierungen eine gewisse Bewegungsfreiheit haben müssen, und weil auch die fertiggestellten Gegenstände gewöhnlich zum Trocknen zunächst in dem Raum bleiben. Die Luft in diesen Räumen ist überall gut.

Die Körperhaltung, welche die mit dem Pinsel aus freier Hand arbeitenden Porzellanmaler einnehmen, ist keineswegs ungünstig. Sie stützen bei der Arbeit in der Regel den rechten Vorderarm so auf eine erhöhte Unterlage, daß sie völlig aufrecht sitzen. Im Atmen werden sie jedenfalls durch ihre Körperhaltung nicht behindert. Das Auftragen von Abziehbildern, das zumeist von Arbeiterinnen ausgeführt wird, gleicht überhaupt mehr einer Spielerei als einer Arbeit. Weder die Porzellanmaler noch diese Arbeiterinnen beschmutzen sich bei der Arbeit die Hände, so daß sie, auch wenn die Farben, mit denen sie zu tun haben, bleihaltig sind, der Gefahr der Bleivergiftung nicht ausgesetzt sind. Nicht unbedenklich ist dagegen das Arbeiten mit dem Aerographen. Der Arbeiter sitzt hierbei an einem Tisch, der mit einem Glaskasten so überdeckt ist, daß nur die vordere, dem Arbeiter zugewandte Seite offen bleibt. Das Besprengen der Gegenstände mit der dünnflüssigen Ölfarbe

---

[1] Das Verglühen geschieht in der oberen, das Glasieren (Glattbrennen) anderer Partien gleichzeitig in der unteren Etage von Etageöfen.

mittels eines Druckluftgebläses geht in diesem Kasten vor sich, der mit einer Absaugevorrichtung in Verbindung steht. Nun wird zwar der ölige Farbennebel in der Regel so vollkommen abgesaugt, daß der Arbeiter davon nichts einatmet. Aber seine Hände werden hierbei mit der Farbe verunreinigt, und es liegt daher die Gefahr nahe, daß er sich bei Verwendung bleihaltiger Farben infolge Unachtsamkeit oder mangels an Sauberkeit Blei zuführt. Sind die Porzellangegenstände auf diese Weise verziert, so werden sie nun nochmals, jedoch nur in gelindem Feuer gebrannt.

Außerdem findet wohl in jeder Porzellanfabrik als Nebenbetrieb die Herstellung der zum Brennen der Porzellangegenstände erforderlichen Kapseln statt. Die Masse, aus der diese feuerbeständigen Kapseln geformt werden, besteht aus einem Gemenge von zerkleinerten Scherben unbrauchbar gewordener Kapseln, sogenannter Schamotte, mit frischem feuerfestem Ton. Bei dem Zerkleinern der Kapselscherben, das in einem besonderen Raume vorgenommen wird, entsteht ziemlich viel Staub, aber nicht übermäßig viel, da das Material nicht besonders zum Verstäuben neigt und auch die Zerkleinerung der Stücke im Brecher nur bis auf etwa Erbsengröße betrieben wird. Das Vermengen der zerkleinerten Scherben mit feuchtem Ton und das Pressen der Kapseln aus dieser Masse hat gesundheitlich keine Bedenken.

Sonst sei hier noch bemerkt, daß die Porzellanfabriken, insbesondere die größeren, in der Regel zahlreiche Arbeiterinnen, oft bis zur Hälfte der ganzen Belegschaft beschäftigen. Es erklärt sich daraus, daß ein großer Teil der dort zu verrichtenden Arbeiten weder besondere Körperkraft noch auch Vorkenntnisse erfordert, die eine längere Lehrzeit bedingen würden.

Im einzelnen ist über die besuchten Betriebe folgendes zu bemerken:

1. Die Porzellanfabrik von K. in W. Die umfangreiche Anlage, die schon vor einer größeren Reihe von Jahren erbaut worden ist, besteht aus mehreren größeren und kleineren, unregelmäßig gegeneinander gestellten Gebäuden. Die Einrichtung ist zum großen Teil veraltet, da der Betrieb Jahre hindurch kein Reinerträgnis abgeworfen hat und deshalb Verbesserungen nicht eingeführt worden sind. Gegenwärtig soll indes das Geschäft wieder besser gehen. Die Zahl der Arbeiter hat sich wieder gehoben und beträgt gegenwärtig 800; darunter befinden sich 400 weibliche Personen. Eine Erneuerung veralteter Betriebsteile ist nunmehr in Aussicht genommen.

In dem großen und hellen Raume, in welchem sich der völlig frei laufende Kollergang zur Zerkleinerung von Feldspat und Quarz befand, lag der weiße Staub auf den Fenstergesimsen fast einen Querfinger hoch. Beim Kollern stäubt es erheblich, so daß die hier (aber nur kurz) beschäftigten Arbeiter einer nicht unbeträchtlichen Staubeinwirkung ausgesetzt sind.

Die Zerkleinerung der Kapselscherben fand in einem ziemlich dunklen Raume statt. Der Arbeiter, der die Scherben in den Brecher zu schaufeln und die zerkleinerten Massen wegzuschaffen hatte, war dem Staube schutzlos ausgesetzt. Doch war die Staubentwicklung nicht besonders stark. Ungünstige Verhältnisse herrschten auch in dem Bodenraum, in welchem sich der Vorrat an (zerkleinertem) Feldspat, Kaolin und Quarzsand befand. Wenn die hier beschäftigten zwei Arbeiter ihre Holzkübel mit diesen Massen füllten und das Gemisch durch ein Loch im Fußboden in die im Raume darunter befindlichen Kugelmühlen schütteten, stieg jedesmal eine dichte Staubwolke auf. Das Füllen der Kugelmühlen dauerte indes jedesmal nur 20—30 Minuten und fand täglich nur 3 mal statt. Im Kugelmühlenraume selbst herrschte starkes Geräusch, sonst gab der Aufenthalt hier zu gesundheitlichen Bedenken keinen Anlaß. Letzteres gilt auch von dem Raume, in welchem die Filterpresse steht, sowie von demjenigen, in welchem die Kapseln durch Stanzen geformt werden.

Die Säle, in denen das Formen der Porzellangegenstände durch Drehen und Gießen erfolgte, waren gut mit Tageslicht versehen, groß und luftig. Der Fußboden bestand aus Holzdielen mit ziemlich weiten Spalten, so daß aus diesem Grunde eine gründliche Reinigung des Fußbodens von der heruntergefallenen Porzellanmasse nicht leicht ausführbar ist. Staubig war indes die Luft hier keineswegs. Es stäubte nur an den wenigen Stellen, wo Arbeiterinnen Unebenheiten, wie z. B. Gußnähte, von den lederhart getrockneten Porzellangegenständen mit einem scharfen Stahl abdrehen.

Das Abstäuben der „verglühten" Porzellangegenstände vor dem Glasieren erfolgte durch Abblasen mittels Druckluft auf einem Arbeitstisch, der einen kastenartigen Aufbau hatte und mit einer Absaugevorrichtung in Verbindung stand. Es blieb zweifelhaft, ob die Einrichtung geeignet war, das Eintreten von Staub in den Arbeitsraum ganz zu verhindern.

Die Säle, in denen die Porzellanmaler arbeiteten, waren hell, hoch und geräumig. Die Zahl der hier beschäftigten Leute, die zudem weit auseinander saßen, war im Verhältnis zur Größe des Raumes nur klein, so daß der Aufenthalt hier vom gesundheitlichen Standpunkt aus zu Bedenken keinerlei Anlaß gab.

Das Aussehen der Maler war im allgemeinen gut. Insbesondere hörte man keinen von ihnen husten. Auch deutete sonst im Betriebe nichts darauf hin, daß Schwindsucht in besonderem Maße unter den Arbeitern verbreitet sei. Überhaupt sollte nach der übereinstimmenden Angabe des Direktors der Fabrik und der hierüber befragten Ärzte der Gesundheitszustand der Porzellanarbeiter in W. durchaus nicht ungünstiger sein als derjenige der anderen dortigen Handarbeiter. Dies sei, wie von einem Arzte hinzugefügt wurde, um so bemerkenswerter, als die Porzellanfabriken vorzugsweise von schwächeren Personen aufgesucht würden, während die kräftigeren mit Vorliebe in den Bergwerken Arbeit nehmen. Über die Wohnungsverhältnisse der Porzellanarbeiter konnten von den Ärzten genauere Angaben nicht gemacht werden, da die Leute ganz zerstreut unter der anderen Bevölkerung in den weit sich hinziehenden Ortschaften wohnten. Im allgemeinen sollen aber die Wohnungsverhältnisse für die Arbeiter in W. verhältnismäßig günstig sein, da viele Arbeiter eigene kleine Häuser besitzen und die Umgebung meist einen ländlichen Charakter trägt.

2. Die Porzellanfabrik von C. T. & Co. in A. Die Fabrik beschäftigt gegen 1200 Arbeiter, davon etwa 800 weiblichen (200 davon verheiratet) Geschlechts. Die ausgedehnte Anlage besteht zum kleineren Teil aus alten, vor einer längeren Reihe von Jahren errichteten Gebäuden, zum Teil aus Neubauten. Für die Herstellung der Porzellanmasse aus den Rohmaterialien gilt noch der alte Teil der Anlage; daraus erklärt sich, daß die Einrichtungen hier zum Teil wenig befriedigen. Der Kollergang zum Zerkleinern von Feldspat und Quarz befindet sich in einem verhältnismäßig kleinen und niedrigen Raume zu ebener Erde. Die Luft in ihm ist dicht mit Staub gefüllt, da der Kollergang völlig frei steht und auch beim Wegschaufeln der zerkleinerten Massen keine Vorsichtsmaßregeln angewandt werden. Beschäftigt sind hier zwei Arbeiter, die ganz weiß aussehen und bei ihrer Beschäftigung reichlich Staub einatmen.

In dem im ersten Stockwerk desselben Gebäudes gelegenen Vorratsraum für zerkleinerten Feldspat, Kaolin und Quarzsand waren zwei Frauen (55 und 51 Jahre alt) beschäftigt, Kaolin zum Füllen der Kugelmühlen in Körbe zu schaufeln; es stäubte dabei sehr stark. Die Frauen sahen ganz weiß aus und hatten diese Arbeit ihrer Angabe nach viermal täglich je eine Stunde lang zu verrichten. Klagen über ihre Gesundheit hatten sie nicht vorzubringen. Sie machten im ganzen einen gesunden Eindruck und behaupteten auch gesund zu sein, namentlich eine Frau, die nach ihrer Angabe bereits seit 13 Jahren in dieser Weise beschäftigt ist.

Das Beschicken der Kugelmühlen mit dem Gemisch von gepulvertem Feldspat, Sand und Kaolin erfolgte ohne besondere Vorsichtsmaßnahmen durch einfaches Einschütten der Masse aus Kübeln, wobei es erheblich stäubte.

Der Raum mit den Kugelmühlen und Filterpressen gab vom gesundheitlichen Standpunkt aus zu Bedenken keinen Anlaß.

Das Formen der Porzellangegenstände erfolgte in einem neuen, großen Gebäude, das eigens zu diesem Zwecke unter Berücksichtigung der vom gesundheitlichen Standpunkt aus erwünschten Vorkehrungen errichtet worden ist. Die großen, breiten und hohen Säle haben an beiden Seiten zahlreiche Fenster; sie werden durch eine Zentralheizung mittels an vielen Stellen eingepreßter Warmluft erwärmt. Der Fußboden ist aus Zement hergestellt und so eingerichtet, daß er mit Hilfe der vorhandenen durchlochten Wasserleitungsröhren abgeschwemmt werden kann. Das Abstäuben der verglühten Porzellangegenstände erfolgt auf Tischen mit siebartig durchbrochener Platte; durch eine Absaugvorrichtung wurde der Staub unschädlich beseitigt. Auf den Kopftüchern der Arbeiter war mittags nur eine Spur Staub zu finden.

Zum Brennen des Porzellans stand neben gewöhnlichen Etageöfen, die von den Arbeitern beim Füllen und Entleeren betreten werden müssen, auch ein Kanalofen in Gebrauch. Sein Betrieb geht in der Weise vor sich, daß die Kapseln mit den zu brennenden Gegenständen auf kleine Schienenwagen gesetzt und diese dann in den ebenerdigen Heizkanal hineingeschoben werden. Die Wagen durchlaufen allmählich den Kanal der Länge nach und werden schließlich an seinem anderen Ende mit dem fertig gebrannten Porzellan herausgebracht. Es fällt also hier für die Arbeiter das Betreten der noch heißen Öfen fort. Es sollen etwa 10 Werke in Deutschland mit dem 1896 in Frankreich erfundenen Kanalofen versehen sein.

Auch in diesem Betrieb war das Aussehen der Arbeiter und Arbeiterinnen derartig, daß kein Grund zu der Annahme vorlag, es herrsche die Schwindsucht unter ihnen in erheblichem Maße. Damit in Übereinstimmung lauteten auch die Auskünfte des Direktors der Fabrik und des Fabrikarztes. Der allgemeine Gesundheitszustand der Porzellanarbeiter soll der gleiche sein wie der der anderen Arbeiter in A. und W. Über die geringe Benutzung des gemeinsamen Speiseraums wird geklagt, die Gleichgültigkeit der Leute gegen hygienische Verbesserungen sei groß. Es wird massenhaft Schnaps getrunken.

3. Die Porzellanfabrik von F. C. M. in St. Die Porzellanmasse wurde hier in einer abseits von der Fabrik außerhalb des Dorfes gelegenen kleinen Mühle hergestellt, die durch Wasserkraft getrieben wurde. Der für die Glasur erforderliche Quarz wurde in schon gemahlenem Zustande von auswärts bezogen. Der Einatmung von Staub ist hier der einzige hier beschäftigte Arbeiter nur in sehr geringem Maße ausgesetzt. Der Raum mit den Flintsteinmühlen und Filterpressen bot nichts bemerkenswertes dar. Das Lager für das Material zum Füllen der Kugelmühlen befand sich in einem besonderen Schuppen.

In der Porzellanfabrik selbst, die im Dorfe liegt, wurden 30 Arbeiter (ausschließlich Männer) beschäftigt. Die in der Mühle erzeugte Porzellanmasse wurde hier durch Kneten mit der Hand luftfrei gemacht. Jeder Dreher hat das Material, das er braucht, sich selbst herzurichten. Der Betreffende hebt dabei den Teigklumpen hoch, wirft ihn dann kräftig auf den Tisch und wiederholt dies so oft, bis die Masse die erforderliche Beschaffenheit angenommen hat. Die Dreherräume waren hell und geräumig und dienten zugleich zum Trocknen der angefertigten Gegenstände. Der gediegelte Fußboden war rein gefegt, aber von zertretener Porzellanmasse weiß. Es lag der Verdacht nahe, daß für gewöhnlich die Menge des auf dem Boden verstreuten Abfalls dort ziemlich groß war, aber auch dann schien die Luft nicht besonders staubig zu sein, wenigstens waren erhebliche Staubablagerungen an versteckten Stellen nicht aufzufinden.

Die Herstellung von Gipsformen zur Benutzung für die Dreher und Gießer und die Anfertigung von neuen Modellen fanden in einem besonderen Raume statt; sie waren weder mit Staubentwicklung verbunden, noch erschienen sie sonst vom gesundheitlichen Standpunkte bedenklich.

Zum Absaugen des beim Abstäuben der verglühten Porzellangegenstände entstehenden Staubes diente ein übrigens erst in der letzten Zeit aufgestellter, durch Elektrizität betriebener Ventilator. Seine Wirksamkeit war eine ausreichende. Das Brennen der Porzellangegenstände erfolgte in einem gewöhnlichen Etageofen, über den nichts weiteres zu erwähnen ist.

Was den Gesundheitszustand der dort beschäftigten Arbeiter anlangt, so soll er nach der Angabe des Fabrikbesitzers und des Arztes, dem die Verhältnisse seit etwa 10 Jahren bekannt sind, günstig sein. Insbesondere soll Lungenschwindsucht unter den Porzellanarbeitern nicht häufiger auftreten als sonst unter den dortigen Dorfbewohnern. Zur Zeit litt angeblich keiner von den in der Fabrik beschäftigten Leuten an Schwindsucht[1]. Zwei Tuberkulöse sind vor einiger Zeit aus der Fabrik und damit aus der Statistik ausgeschieden.

Die Wohnungsverhältnisse schienen insofern günstig zu sein, als die meisten Leute entweder ein eigenes Häuschen besaßen oder nur zu zwei Familien ein Haus bewohnten. Auch hier waren die Verhältnisse noch rein ländlich. Nach Angabe des Arztes hat sich der Gesundheitszustand der gesamten dortigen Bevölkerung im letzten Jahrzehnt erheblich gebessert und zwar augenscheinlich aus dem Grunde, daß sich der Verdienst der Leute beträchtlich gehoben hat.

4. Die Porzellanfabrik von R. Sch. in S. In dem mittelgroßen Betriebe wurden 400 Arbeiter, darunter 150 weiblichen Geschlechts, beschäftigt. Die Anlage gehört zu den neueren und zeigte gesundheitlich im ganzen günstige Verhältnisse. Die Säle, in denen die Dreher und Gießer arbeiteten, waren hoch, hell und luftig. Der Fußboden bestand aus Zement und war rein gehalten. Die bei der Arbeit sich ergebenden Abfälle wurden in besonderen Kästchen gesammelt, von denen jeder Arbeiter eines neben sich stehen hatte. Die Luft war staubfrei. Das Abstäuben des verglühten Porzellans, des „Glühbrandes", erfolgte unter zweckmäßig eingerichteten Abzügen, so daß das Eintreten von Staub in den Arbeitsraum verhindert wird.

Besondere Erwähnung verdient die Arbeit in einem kleinen Nebenraum, in welchem an fertig gebrannten Porzellangegenständen durch Abschleifen fehlerhafter Stellen noch gewisse Verbesserungen vorgenommen wurden. So wurde der Boden von größeren Gefäßen dadurch ebener gemacht, daß er auf eine horizontale, schnell sich drehende eiserne Platte aufgedrückt wurde, die mit nassem Sand bestreut war. Eine Staubentwicklung fand dabei nicht statt. Ferner wurde hier von einer Arbeiterin der obere Rand von kleinen dünnen Tassen durch Aufdrücken eines Quarzstückes abgeschliffen und dann durch Pappelholz nachgeglättet. Eine andere Arbeiterin entfernte kleine Sandkörnchen u. dgl., die an Porzellangegenständen angebrannt waren, durch nasses Abschleifen mit nachträglichem Polieren. Eine nennenswerte Belästigung

---

[1] Inwieweit die aus humanitären Gründen vielfach gefärbten Diagnosen der Kassenärzte (Lungenkatarrh, Brustkatarrh usw.) eine wissenschaftliche Tuberkulosestatistik ermöglichen, bleibt zweifelhaft. Feinere diagnostische Hilfsmittel kennt die Kassenpraxis nicht.

entstand nicht dabei, da dieses Naßschleifen am Boden einer ziemlich tiefen Schüssel stattfindet.

Besonders ausgedehnt war in diesem Betriebe die Aerographenabteilung. Beschäftigt waren hier nur Männer. Die Absaugung des öligen Farbnebels erschien ausreichend. Bedenklicher war, wie oben ganz allgemein schon hervorgehoben ist, daß sich die Leute dabei die Hände mit der bleihaltigen Farbe verunreinigen.

Die in der Fabrik beschäftigten Arbeiter und Arbeiterinnen sahen im ganzen gesund, zum Teil sogar auffallend frisch aus. Wie der Besitzer der Fabrik angab, wohnen seine Arbeiter in den Dörfern der Umgegend und haben bis zur Fabrik täglich meist einen ziemlich weiten Weg zu Fuß zurückzulegen.

Da die Arbeit in der Fabrik im allgemeinen nicht anstrengend ist und die Räume selbst gesundheitlich gut sind und reinlich gehalten werden, so wirkt dieser Umstand offenbar günstig auf die Gesundheitsverhältnisse der Leute ein.

Steingutfabriken.

Es folgte alsdann die Besichtigung von zwei Steingutfabriken. Hierzu sei im allgemeinen voraus bemerkt, daß die Herstellung von Steinguterzeugnissen (z. B. Tassen, Tellern, Krügen usw.) in hohem Maße der von Porzellangegenständen ähnelt, und daß die Einrichtungen der Steingutfabriken sowie die Beschäftigungsweise der Arbeiter in ihnen bis auf geringe Abweichungen dieselben wie in Porzellanfabriken sind. Selbst die Rohstoffe, aus denen die Steingutmasse hergestellt wird, sind zum großen Teile dieselben oder doch denen sehr ähnlich, die zur Herstellung der Porzellanmasse verwendet werden. Vom gesundheitlichen Standpunkt aus besteht der Hauptunterschied zwischen einer Porzellan- und einer Steingutfabrik lediglich darin, daß die für das **Steingut verwendete Glasur stark bleihaltig ist,** während die Porzellanglasur bleifrei ist.

1. Die Steingutfabrik von F. A. M. in B. In der Fabrik waren 861 Arbeiter, darunter 140 weiblichen Geschlechts, beschäftigt. Die umfangreiche, schon alte Anlage wies namentlich in denjenigen Teilen, in welchen die Rohmaterialien verarbeitet werden und die Steingutmasse gewonnen wird, viel winklige und schlechte Räume auf. Die Fußböden und Treppen waren hier meist, die Wände vielfach von Holz. Sie lassen sich offenbar nur sehr schlecht rein halten. Indes war die Zahl der gerade hier beschäftigten Leute nur gering. In dem Bodenraum, in welchem Quarz in einer Kugelmühle trocken vorzerkleinert wird, lag viel Staub, und die Arbeiter waren hier der Einatmung von Staub stark ausgesetzt.

Die Kugelmühlen, in denen das vorzerkleinerte, in bestimmten Gewichtsverhältnissen miteinander vermischte Rohmaterial (englischer „Stone"-Kaolin, böhmischer Ton, Flintsteine) mit Wasser fein zermahlen wird, befanden sich in einem kellerartigen Raume und machten starkes

Geräusch. Da die Trommeln von dem darüber befindlichen Bodenraum aus gefüllt werden, war der Raum selbst staubfrei.

Nicht unbedenklich erschien vom gesundheitlichen Standpunkte das bei der Herstellung der Bleiglasurmasse angewandte Verfahren. In einem kellerartigen Raume wurden die aus einem Gemenge von Bleiweiß, Borsäure und Silikat hergestellten, kleinen, grünen glasartigen Frittebrocken in einem offenen Kollergang unter Zusatz von Bleiweiß zerkleinert. Die Arbeiter waren hierbei wahrscheinlich nicht ausreichend vor dem dabei entstehenden gefährlichen Staube geschützt. Allerdings wird diese Arbeit angeblich nur zweimal im Jahre je 10 Tage lang hintereinander ausgeführt.

Nachdem die in den Filterpressen gewonnene Steingutmasse noch in einer Tonschneidemaschine durchgearbeitet und von Luft befreit worden war, war sie fertig zum Formen.

Von besserer Beschaffenheit waren die Räume, in denen die Herstellung der Steingutgegenstände und ihre weitere Bearbeitung erfolgten.

Die Säle, in denen die Steingutgegenstände ganz ebenso wie in den Porzellanfabriken teils durch Drehen, teils durch Gießen geformt werden, waren hoch, hell und luftig. Der gedielte Boden war rein gefegt, aber weiß von zertretener Steingutmasse. Staub war in der Luft nicht wahrzunehmen. Auch hatte man nicht den Eindruck, als ob die Leute sonst hier unter Staub zu leiden haben. Waren die angefertigten Gegenstände lufttrocken — das Trocknen erfolgte zumeist auf Gestellen, die sich in den Arbeitsräumen selbst, nur zum kleinen Teil in besonderen Trockenräumen befanden —, so wurden sie in Kapseln verpackt und in einen Ofen für den ersten starken Brand (1430°) eingesetzt. Die Kapseln werden mit isolierendem Sand überstreut und ausgefüllt. Vor dem Glasieren wird der „Scherben" von Hand abgestaubt, wobei kein erheblicher Staub entsteht.

Das Glasieren der verglühten Gegenstände erfolgt im allgemeinen nach Eintauchen in Kübel mit der in Wasser aufgeschwemmten Glasurmasse durch Brennen bei 1200°. Um schlecht glasierte Gegenstände auszubessern, bedient man sich auch des Aërographen. Da sich die Leute beim Glasieren die Hände stark beschmutzen, sind sie der Gefahr der Bleivergiftung ausgesetzt.

Das Verzieren der fertig gebrannten, glasierten weißen Steingutgegenstände (z. B. von Vasen) geschah in diesem Betriebe in erheblichem Umfange mittels Aërographen. Der bleihaltige ölige Farbnebel wurde dabei durch wirksame Absaugevorrichtungen unschädlich gemacht. Doch zeigten von den hier beschäftigten Leuten, die der Berichterstatter daraufhin nachsah, zwei einen deutlichen Bleisaum am Zahnfleisch.

Das Abschleifen von Unebenheiten an fertig gebrannten Gegenständen, z. B. am Boden von Krügen, erfolgte in der Weise, daß die Stücke auf eine horizontal sich drehende, mit nassem Sand bestreute eiserne Scheibe aufgedrückt wurden. Staub entstand hierbei nicht. Mit Bleiverbindungen kamen in der Fabrik zur Zeit insgesamt 250 Leute bei der Arbeit in bedenkliche Berührung, davon 32 beim Glasieren.

Aus den Mitteilungen des Fabrikarztes war zu entnehmen, daß der Gesundheitszustand der Arbeiter im ganzen der gleiche ist, wie derjenige der Handarbeiter in B. sonst. Besondere Verbreitung soll die Lungenschwindsucht unter den Arbeitern der Steingutfabrik nicht haben[1], dagegen kämen unter ihnen alljährlich einige Fälle von Bleivergiftung vor. Die Wohnungsverhältnisse in der Stadt sollen für die Arbeiter im allgemeinen ziemlich ungünstig sein.

2. Die Steingutfabrik von W. A. G. in P. Die Zahl der in der Fabrik beschäftigten Arbeiter betrug 650, darunter waren 85 weiblichen Geschlechts.

Der in einem ziemlich kleinen, kellerartigen Raume untergebrachte Kollergang zum Zerkleinern von Feldspat und Quarz lag völlig frei, es stäubte beträchtlich; alle Gegenstände in dem Raum waren dick mit Staub bedeckt. Auch in dem im ersten Stockwerk desselben Gebäudes gelegenen Vorratsraum für das zerkleinerte Material lag Staub in reichlicher Menge. Der Raum mit den Kugelmühlen bot nichts Bemerkenswertes dar.

Die Dreherei und die Gießräume geben vom gesundheitlichen Standpunkte aus zu Bedenken keinen Anlaß. Der Fußboden war reinlich gehalten.

Beim Brechen und Zerkleinern der Kapselscherben zur Gewinnung von Material für die Anfertigung neuer Kapseln waren die Arbeiter der Einatmung des sich dabei entwickelnden, aber nicht besonders reichlichen Staubes ausgesetzt.

Das Abdrehen von Gußnähten und sonstigen Unebenheiten an den lederhart getrockneten Gegenständen wurde ohne weitere Vorsichtsmaßregeln ausgeführt. Der dabei entstehende Staub war ziemlich grob und nicht besonders flugfähig.

Die Glasur besteht aus einer Mischung von Fritte mit Mennige in Wasser aufgeschlämmt. Auffälligerweise trugen die Arbeiter, die das Glasieren der verglühten Gegenstände durch Eintauchen in die flüssige bleihaltige Glasurmasse ausführten, neue Respiratoren (!), angeblich auf Anordnung des Kassenarztes zum Schutz vor etwaigen Spritzern. Ein wirklicher Nutzen davon kann nicht ersehen werden; es dürfte vielmehr eher ein Schaden davon zu erwarten sein, da anzunehmen ist, daß die Leute durch das Tragen der erhitzenden Respiratoren veranlaßt werden, öfters mit den beschmutzten Fingern in die Mundgegend zu fassen. Wahrscheinlich aber werden die Arbeiter die Respiratoren sofort ablegen, sobald sie sich bei der Arbeit unbeobachtet wissen.

Im Glasurraum war eine vom Verbande keramischer Werke herausgegebene Belehrung angeschlagen, die besagte, daß die Leute beim

---

[1] In den letzten 9 Jahren sollen bei durchschnittlich 920 Arbeitern insgesamt 4600 Erkrankungen, 159 Lungenerkrankungen und davon 75 tuberkulöse Lungenerkrankungen vorgekommen sein. Es sind hier die Lungenkrankheiten, die über 30 Wochen dauerten, als Tuberkulose gerechnet. — Daneben 37 Bleierkrankungen, davon 7 zweimalige.

Glasieren besondere Vorsicht beobachten sollten, Überkleider tragen müßten, und mit beschmutzten Händen nichts essen dürften.

Das Verzieren der zum zweiten Male gebrannten, weißen Steingutgegenstände erfolgte hier in großem Umfange teils durch das Auftragen von Abziehbildern, teils durch Aerographen.

Die Gesundheitsverhältnisse der Arbeiter waren nach der Angabe des in die Verhältnisse gut eingeweihten Arztes etwa die gleichen wie sonst bei der dortigen Arbeiterbevölkerung. Übrigens hätten sich in den letzten Jahren die Gesundheitsverhältnisse der ganzen dortigen Arbeiterbevölkerung dadurch erheblich gebessert, daß das **Trinken stark nachgelassen** habe und die Wohnungen reinlicher gehalten würden. Auch die Einrichtung der Steingutfabrik soll seitdem gesundheitlich eine weit bessere geworden sein.

3. Die Wandplattenfabrik von W. Beschäftigt waren in dieser Fabrik 317 Arbeiter, darunter 86 weiblichen Geschlechts. Die Anlage ist erst in den letzten Jahren errichtet worden und zeigte vom gesundheitlichen Standpunkt aus im ganzen günstige Verhältnisse. Die Arbeitsräume waren geräumig, hell und luftig. Der Fußboden war von Zement, leicht zu reinigen und auch reinlich gehalten. Das Rohmaterial, das etwa das gleiche war wie das zur Herstellung von Steingut verwandte: Chinaclay aus England, Blueclay, Birkenfelder Feldspat, Sand aus Lippe, wurde in der Fabrik selbst unter Verwendung von Kollergang, Kugelmühlen und Filterpressen in eine tonähnliche Masse verwandelt. Diese Masse wurde aber im Gegensatz zu dem Verfahren bei der Herstellung von Steingutwaren nicht in diesem teigigen Zustande verbraucht, sondern wurde erst in einem Trockenofen stark ausgetrocknet und dann mit noch etwa 7% Wassergehalt im Desintegrator zerkleinert. Nach etwa achttägigem Lagern im Keller diente das noch etwas feuchte Pulver (5—6% H_2O) zur Herstellung von Platten. Die Platten wurden durch Pressen erzeugt, die das Pulver unter starkem Druck zusammenpressen. Stark vorgetrocknet muß die tonige Masse werden, weil sonst die fertig gepreßten Platten zu weich werden und ihre Form bald verlieren würden. Die Apparate, in denen die tonähnlichen Preßkuchen gemahlen werden, sind gut ummantelt, so daß hierbei nur wenig Staub in den Arbeitsraum eintritt. Die Zahl der in diesem Raume beschäftigten Arbeiter war gering und betrug nur 2—3. Bei dem Pressen der Wandplatten aus dem Pulver mittels der meist durch mechanische Kraft zum Teil mit der Hand angetriebenen Pressen stäubte es beim Niedergang des Stempels nicht unbeträchtlich, so daß die an jeder Presse beschäftigten 2 oder 3 Arbeiter nicht unerheblich unter dem Staub zu leiden hatten. Die Platten wurden nunmehr in Kapseln verpackt und im Ofen zum ersten Male gebrannt. Dann wurden sie in einer Glasiermaschine mit einer Glasurmasse überzogen, die 16—20% Blei, und zwar ganz in gefrittetem Zustande, enthielt und darauf nochmals gebrannt.

Glasurmasse wurde nur zweimal im Jahre in einem besonderen kleinen, mit einem Glasofen ausgestatteten Gebäude gefrittet. Die fertige Fritte stellt ein Bleiglas dar, das man in geschmolzenem Zustande hatte in Wasser laufen lassen, so daß es in lauter kleine körnige Stückchen von etwa Linsengröße zersprungen war. Zur Herstellung der Glasur wurden dann diese Glasbröckchen im Kollergange gepulvert.

Anzeichen dafür, daß unter den Arbeitern Lungenschwindsucht stärker verbreitet war, wurden nicht beobachtet oder mitgeteilt.

Kaolinwerk.

Endlich fand noch die Besichtigung eines Kaolinwerkes statt. Das Kaolin wurde hier im Tagebau in einer großen, etwa $1^1/_2$ km vom Orte gelegenen, gegen 60 m breiten und 25 m tiefen Grube gewonnen. Beschäftigt waren dabei 30 Arbeiter. Das mit Hacke, Spaten und Schaufel gegrabene, teils krümelige, tonähnliche, teils steinähnliche, weiße Material wurde in Kippkarren an ein kleines Maschinengebäude angefahren, hier in ein Rührwerk geworfen, darin möglichst zerkleinert und in Wasser aufgeschwemmt. Die dabei zurückbleibenden festen Massen, die etwa 50% des Rohmaterials ausmachten, wurden als Abfall in den abgebauten Teil der Grube zurückgeschüttet. Das weiße, das wertvolle Kaolin mit sich führende Wasser wurde in einer Rohrleitung nach der etwa $1^1/_2$ km von der Grube entfernt liegenden Fabrik geleitet. Hier ließ man das milchige Wasser in eine große Anzahl überdachter Klärbecken fließen, in denen es stehen blieb, bis es klar geworden war. Das Wasser wurde sodann abgehebert und der abgesetzte weiße Schlamm in Filterpressen gedrückt und hier möglichst vom Wasser befreit. Die noch etwa 25% H_2O enthaltenden Preßkuchen brachte man zuerst zum Trocknen an der Luft auf überdachte Gestelle im Freien und ließ sie hier etwa 4 Wochen lang liegen, bis sie ihren Wassergehalt bis auf 10% verloren hatten. Von diesen lufttrockenen Massen wurde ein kleiner Teil in einer Tonmühle gemahlen und als Pulver in den Handel gebracht. Die an dieser Mühle beschäftigten 2—3 Leute waren ziemlich stark dem Staub ausgesetzt. Die Hauptmenge des gewonnenen Kaolins wurde aber noch weiter getrocknet, bis sie nur noch 2% Wasser enthielt. Dies geschah in besonderen Trockenkammern. Die Arbeiter, die diese mit Koks geheizten Kammern zu entleeren hatten und sie dabei betreten müssen, sind einer ziemlich hohen Temperatur und zugleich auch stark dem Staub ausgesetzt. Am ärgsten stäubte es aber in dem großen, hohen Raume, in welchem mit den gedörrten Kaolinkuchen und den bis zu 90% Sand enthaltenden Rückständen hantiert wurde und diese zu Pulver gemahlen wurden. Auf den Balken lag hier der weiße Staub handhoch. Insbesondere war hier ein Arbeiter, der trockene Kaolinstücke in einen Sack schaufelte, und ein anderer, der trockene Kaolinstücke durch ein Loch im Fußboden in die im Raume darunter befindliche Kugelmühle schaufelte, von einer dichten Staubwolke umgeben. Im ganzen waren hier 4 Arbeiter tätig. Daß in der Fabrik Staub in reichlicher Menge entsteht, machte sich übrigens schon außen in der Umgebung des Gebäudes bemerkbar. Die Blätter benachbarter Bäume (80 m) und das Dach eines daneben stehenden Hauses zeigten einen deutlichen weißen Anflug.

Von den insgesamt 30 Arbeitern der Fabrik hatten 10 mit trockenem und 20 mit feuchtem Material zu tun. Nach Angabe des Fabrikarztes, der die betreffenden Verhältnisse schon seit einer langen Reihe von Jahren kennt, ist der Gesundheitszustand dieser Leute — es sind lauter Männer — durchaus günstig. Staubinhalationskrankheiten, die in anderen staubigen Betrieben beobachtet würden, seien hier überhaupt nicht aufgetreten. Lungenschwindsucht habe er in den letzten 20 Jahren unter der Belegschaft nur in zwei tödlich ausgegangenen Fällen gesehen, die aber dem Fabrikbetriebe nicht zur Last gelegen waren. Gegenwärtig befindet sich unter den Arbeitern keiner mit Schwindsucht. Die Wohnungsverhältnisse in den benachbarten Dörfern, aus denen die Leute stammten, seien besonders günstig; die meisten Arbeiter besäßen eigene Wohnungen.

Bei einer am Schlusse dieser Besichtigungen abgehaltenen Besprechung einigten sich die Teilnehmer an der Reise auf folgende, das Ergebnis kurz zusammenfassende Sätze:

Eindruck der Besichtigungsreise.

„Die Besichtigung von 7 größeren und kleineren, älteren und neuen Porzellan-, Steingut- und Tonplattenfabriken in Schlesien, Thüringen und im Rheinland ergab nichts, was auf eine abnorme Häufigkeit an Lungenerkrankungen speziell Tuberkulose bei den Arbeitern schließen ließe. Dieser Eindruck wurde bestätigt durch die Auskünfte der Fabrikärzte, der Betriebsleiter und der befragten Arbeiter. Aus allen Auskünften ging übereinstimmend hervor, daß die Tuberkulosehäufigkeit bei den Porzellan-, Steingut- und Tonplattenarbeitern zur Zeit nicht größer sei als bei der übrigen Bevölkerung. Selbst in den Räumen, in welchen eine erhebliche Staubentwicklung stattfand, war durch den Augenschein keine unzweideutige Schädigung der Gesundheit durch Staub zu beobachten. Es wird die Aufgabe eingehender Untersuchungen sein, die Richtigkeit dieser Eindrücke nachzuprüfen."

Gezeichnet:

K. B. Lehmann   Sommerfeld
Simon   Frick
Leymann   Koelsch
Nietner   Burkhardt.

III. Einige statistische Notizen über die deutsche Porzellanindustrie.

Die deutsche Porzellanindustrie beschäftigte nach Koelsch 1914 67 295 Arbeiter und Angestellte, die für 129 Millionen M. Werte produzierten (75 Millionen fürs Inland, 54 Millionen für den Export).

Bayern beschäftigte 1914 18 870 Porzellanarbeiter, etwas mehr Männer als Frauen, fast ganz in Oberfranken und Oberpfalz; Preußen

III. Einige statistische Notizen über die deutsche Porzellanindustrie. 23

12450, Sachsen und Thüringen den Rest, etwa 36000; sehr klein war die Arbeiterschaft von Baden, Braunschweig, Württemberg.

In Bayern nahm die Industrie von 1908—1914 ständig zu. 1927 waren 30700 Arbeiter, etwa gleich viel Männer und Frauen, und 2595 Angestellte beschäftigt.

Unter den Porzellanarbeitern scheidet Koelsch scharf
1. die Porzelliner (Massemüller, Dreher, Gießer, Stanzer, Glasierer, Former, Einrichter und Einfüller, Kapselschmierer, Kapseldreher, Tonarbeiter),
2. Veredler und Hilfsarbeiter (Maler, Drucker, Schleifer, Sortierer, Packer, Maschinisten, Hofarbeiter und sonstige Hilfsarbeiter).

Die Bureauleute sind nicht mitgezählt.

1914 fand Koelsch 9148 Porzelliner und 7161 Hilfsarbeiter, d. h. 9148 : 16309 = 56% Porzelliner, 44% Hilfsarbeiter, also ein Verhältnis von 5 : 4; in Gegenden, wo künstlerisch bemaltes Porzellan hergestellt wird, kann das Verhältnis sich umkehren.

Die Alterszusammensetzung der Porzelliner Bayern, April 1914, (Koelsch) und Sachsen 1920 (Thiele) war:

Alter	Bayern		Sachsen	
	Männer %	Frauen %	Männer %	Frauen %
unter 15	5,9	7,0	—	0,4
15—20	22,8	33,2	6,8	21,7
20—25	14,6	23,7	9,6	28,1
25—30	15,1	12,7	13,0	18,2
30—35	13,3	9,6	17,7	10,0
35—40	11,0	6,2	15,6	6,1
40—45	7,8	4,0	12,4	5,2
45—50	4,5	2,4	8,4	5,6
50—55	2,6	1,1	8,1	3,5
55—60	1,2	0,6	4,0	0,4
60—65	0,8	0,07	2,8	0,9
über 65	0,06	0,04	1,6	—
Gesamtzahl der statist. erfaßten	5048	4100	429	231

Die älteren (invaliden) Porzelliner (Koelsch 205) werden mit Aushilfsposten in der Fabrik (Aufschreiber, Sortierer, Packer) beschäftigt, oder sie scheiden ganz aus und übernehmen Wirtschaften, Agenturen, Kolportage, Landwirtschaft und genießen dabei Invalidenrente. Frauen verlassen den Betrieb früher und widmen sich dem Haushalt.

IV. Art, Menge und Schädlichkeit des Staubes in der Porzellanindustrie.

Wir haben zu unterscheiden: 1. den Staub der Kollergänge, 2. die verstaubende, ungebrannte Porzellanmasse, 3. den gebrannten Porzellanstaub.

1. Der Staub der Kollergänge besteht in erster Linie aus gemahlenem Feldspat evtl. aus Quarz. Die wenigen Arbeiter, die mit dem Staub der Kollergänge zu tun haben, sind ähnlich wie Steinhauer einem ziemlich groben, reizenden Staub ausgesetzt. Die Kollergänge gehören unbedingt entstaubt, sind meist leicht zu entstauben und werden nur von wenig Arbeitern bedient.

2. Die verstaubende, ungebrannte Porzellanmasse. Eine Hauptstaubquelle sind die oben beschriebenen Massemühlen, wo der gepulverte Feldspat, Quarzsand und der weiche Kaolin trocken fein gemahlen werden. Ebenso entsteht in den Form- und Drehräumen aus abgefallener, abgedrehter und zertretener, ungebrannter Porzellanmasse vielfach Staub. Die Porzellanmasse besteht etwa aus 25% Quarz, 25% Feldspat und 50% Kaolin = reinstes Aluminiumhydrosilikat ($H_2Si_2Al_2O_8$), den wir auch Porzellanerde oder reinsten Ton nennen können. Manche „Kaoline" enthalten nach Koelsch erheblich (bis 35%) Quarz, andere bis 38% Feldspat. Die Größe der Staubteilchen ist nach eigenen Messungen sehr mannigfaltig, gröbere Splitter von 20—30 μ Durchmesser sind selten. Zahlreicher sind die Partikel von 8—12 μ Durchschnittsgröße, sehr viele feine Teilchen zeigen 1,5 bis 3 μ Länge und ungeheuer viele von 1—0,3 μ; es scheint dies namentlich der Kaolin zu sein[1]. Der Staub ist schlecht flugfähig, der Kaolin ballt sich leicht. Auch Froboese (Archiv für Hygiene 1925, Bd. 95, S. 175) gibt an, daß der Staub leicht zu Boden fällt. Ich fand die schlechte Flugfähigkeit des Staubes sehr störend bei den Tierversuchen, je trockner und wärmer die Luft, um so besser die Flugfähigkeit.

3. Das gebrannte Porzellan, das in Staubform von den verglühten Gegenständen abgebürstet wird, ehe die Glasur aufgetragen wird, dürfte ähnlich wie Quarzstaub zu beurteilen sein, es sind scharfe, schwer lösliche Partikel. Jötten und Arnoldi fanden den gebrannten Porzellanstaub im Tierversuch schädlicher als den ungebrannten, aber unschädlicher als reinen Quarz.

Dagegen dürfte verspritzte, getrocknete und zertretene Glasur als Staub wieder wie Porzellanmasse zu beurteilen sein.

Die Löslichkeit des Porzellanstaubes ist bescheiden: Ich fand bei technischem „Kaolin" in 48 Stunden bei 37° nur 9,8 und 10 mg im Liter des Filtrats beim Eintragen von etwa 10 g Substanz und sorgsame Filtration durch doppelte Filter.

---

[1] In Südafrika zeigt der Quarzstaub 99,5% Teilchen mit unter 12 μ, der Durchschnitt etwa 2,5 μ. Teilchen über 8—10 μ sind in der Lunge sehr spärlich; die meisten sind dort unter 2,5 μ, der Durchschnittsdurchmesser etwa 1 μ.

IV. Art, Menge und Schädlichkeit des Staubes.

Löslicher fand ich Porzellanmasse, die bei 37° in 24 Stunden an 1 Liter destilliertes Wasser 31, in 48 Stunden 56 und 59 und 60 mg abgab, während bei Sättigung des Wassers mit Kohlensäure bei 37° in 24 Stunden 44 mg, nach 48 Stunden 59 und 81 mg abgegeben wurden.

Über die Menge des Staubes in 1 cbm gibt Koelsch, der sich der Hahnschen Pumpe und Wattefilter bediente, eine Reihe von 13 Bestimmungen, die von 22—256 mg pro Kubikmeter ergaben, wobei nur Trockenabdrehen und Putzen von Isolatoren, Glasurputzen von Hand und mit Bürste, Abstauben des Glühgeschirres und Reinigungsarbeiten berücksichtigt sind, also die schlimmsten Prozeduren. Im Mittel geben die Zahlen 108 mg pro Kubikmeter — eine ganz auffallend hohe Zahl oder für 8stündige Aufnahme von $^1/_2$ cbm pro Stunde 432 mg. Koelsch hält ein Viertel davon, etwa 100 mg pro Tag, für wahrscheinlicher.

Koelsch gibt an, daß er seine Proben nicht alle hat persönlich überwachen können, seine Entnahmeapparate seien auch an Stellen besonders starker Staubproduktion und meist nur kurz aufgestellt. Seine Resultate sind als Durchschnitt sicher zu hoch.

V. Froboese (Archiv für Hygiene 1925, Bd. 95, S. 175) hat durch Ansaugen von 2 cbm Luft durch eine Filterfläche von 20 qcm pro Stunde 41 Bestimmungen gemacht, bei denen stets 1—2 Stunden lang Luft entnommen wurde in der Absicht, Mittelwerte zu erhalten. Die Zahlen ergaben 3,5—161 mg, die hohen Werte (50, 60, 80—161 mg) fanden sich fast nur in den Mahlwerken (Kollergängen); in Dreherei, Putzerei, Schleiferei und Abstauberei war der Staub meist nur in Mengen von 5—20 mg im Durchschnitt zu **12,3** vorhanden, was für 4 cbm etwa 50 mg pro Tag ergibt. Diese Zahlen erscheinen wahrscheinlicher.

Froboese saugt nicht, wie es unsere Nase tut, mit einer Geschwindigkeit von 1—1,3 m pro Sekunde, sondern nur mit $^1/_5$—$^1/_4$ dieser Geschwindigkeit. Es ist möglich, daß seine Zahlen dadurch verkleinert wurden, daß die groben, schweren Teilchen unvollkommen angesaugt wurden. Doch herrschen die feinen Elemente im Staub dermaßen vor, daß durch Nichtansaugen der gröbsten Teilchen — von geringerer Flugfähigkeit — der Fehler wohl nicht groß ist.

Von den Staubsorten wird nach neueren Forschungen der feine, scharfkantige, schwer lösliche, die Phagozytose wenig anregende Quarz und wohl auch harte Silikatstaub (wie Stahlstaub), der zusammen etwa 50% der Porzellanmasse ausmacht, meist besonders unfreundlich beurteilt. Hierüber sind die meisten neueren Forscher einig, auch Jötten fand dies in seinen neuesten Tierversuchen.

Besonders hat Quarzstaub[1] in den südafrikanischen Goldminen schwere Massenerkrankungen an Lungenfibrose („Miners Phthisis")

---

[1] Kettle (J. of Ind. Hyg. **8,** 491) behauptet neuerdings, die Kieselsäurestäubchen werden zwar gefressen, töten aber die Freßzellen, die sie transportieren, und bleiben dann am Sterbeort liegen.

erzeugt, an die sich oft Tuberkulose anschließt. Es scheint anfangs (im Krieg) absolut sorglos gearbeitet worden sein; die sehr schwankenden Temperaturen begünstigen Erkältungen. Von 326 Todesfällen sind dort 1915 272 an Silikosis mit und ohne Tuberkulose, 28 an Lungentuberkulose und anderen Tuberkulosen (offenbar an Silikose), 4 an sonstigen Lungenkrankheiten, nur 16 an anderen Krankheiten gestorben.

Nach den englischen Untersuchungen am Kap geht die fibröse Silikosis nie zurück. Tritt Tuberkulose zur Silikose, so nimmt die Bindegewebswucherung noch zu. Arbeiter mit fortgeschrittener Silikose sind entschieden tuberkulosegefährdet; da 15% der Arbeiter unter Tag Tuberkelbazillen im Auswurf hatten, so sind die Arbeiter von ihren Mitarbeitern bedroht.

In Südafrika hat man mit Staubbeseitigung sehr viel erreicht, die Arbeiter murren heute, wenn der Staub merklich wird. Der Staub ist auf 10% des früheren heruntergegangen. Man möchte 300 Partikel im Kubikzentimeter gestatten (quantitative Angaben wären nach S. 25 zu machen).

Im Jahre 1919 war man von einer Beseitigung der Minenarbeitererkrankungen weit entfernt. Immerhin treten die Krankheiten später auf, nicht vor 3,9 Jahren.

Freundlicher wird der weiche Kaolinstaub beurteilt, der kaum verletzt und der ebenfalls 50% der ungebrannten Porzellanmasse ausmacht. Manche Autoren sehen in ihm geradezu eine Substanz, die das Lungengewebe nicht verletzt, aber zu mäßiger Mehrbildung von Bindegewebe reizt. Dieser Vorgang soll mindestens lange Zeit die Ausbreitung bakterieller, speziell tuberkulöser Prozesse nachweisen. Nach Rösle (S. 327) wird Tonstaub wie Kohlenstaub besonders gut aus dem Lungengewebe in die Lymphbahnen abtransportiert[1].

Die Trennung der schädlichen (verletzenden, abtötenden oder narkotisierenden?) Quarzwirkung von der scheinbar nützlichen Wirkung weicher Kaolinpräparate erscheint mir bisher noch nicht scharf möglich. Es scheint denkbar, daß auch reine Quarzteilchen in kleinsten Mengen eine so schwach reizende Wirkung entfalten, daß dies einen schwachen, dem Tuberkulosebazillus erwünscht entgegenwirkenden Grad von Fibrose erzeugt. Umgekehrt dürften sehr große Mengen auch weicher Kieseltonerdeverbindungen schädlich sein. Es müssen alle diese Fragen gleichzeitig qualitativ und quantitativ behandelt werden, ein weites Feld für jahrelange Fabrikstudien und Versuche[2]. Vgl. Engels Aus-

---

[1] Prof. Jul. Stumpf in Würzburg hat die Wirkung des Bolus alba oder reinen Tons bei Cholera, Diphtherie sehr gerühmt, sicher adsorbiert der Ton manche Bakteriengifte, und es ist möglich, daß darin ein Teil seiner Wirkung liegt.

[2] Dazu kommt, daß nach Schridde nur bei gewissen — zu Narbenwucherung (Keloid) disponierten Menschen — durch Staubatmung Bindegewebswucherung und Schrumpfung höheren Grades in der Lunge erzeugt wird. — Koelsch spricht auch von auffallend verschiedener Disposition zu Staublunge bei verschiedenen Menschen.

führungen in Staubeinatmung und Tuberkulose im Beiheft zum Zentralbl. f. Gew.-Hygiene Bd. 1, H. 2.

Es erscheint aber für die Zwecke des vorliegenden Gutachtens nicht notwendig und nicht dankbar, auf diese hochinteressanten, aber noch nicht genügend geklärten, rein theoretischen und sehr komplexen Fragen einzugehen, da es sich beim Porzellan um Staubgemische handelt, und wir andere Methoden haben, unsere praktischen Fragen zu klären.

Nur folgendes sei noch erwähnt:

Der englische Hygieniker Haldane (deutsch im Auszug von Junghans, Zentralbl. f. Gew.-Hygiene 1919, H. 20, S. 180) ist allen Ernstes dafür eingetreten, den reinen Quarzstaub mancher Bergwerke durch gleichzeitige Entwicklung von Ton und Kohlenstaub unschädlicher zu gestalten — durch Anregung der Phagozytose. Der Quarzstaub soll eine Zumischung von 60% Ton und 40% Kohlenstaub erfahren. In der Porzellanmasse haben wir tatsächlich auf 25% Quarz, 25% Feldspat, 50% Kaolin — also etwa das von Haldane gewünschte Verhältnis. Allzu große Freude wird dieser Vorschlag zunächst niemand machen, absolut beweisende Erfahrungen für seine Zweckmäßigkeit sind mir noch nicht bekannt. Auf die Untersuchungen von Roessle komme ich unten zu sprechen.

V. Tierversuche.

Der Unerfahrene sollte glauben, es müßte doch einfach sein, mit einigen Dutzend oder 100 Tieren alle Fragen experimentell zu entscheiden. Die vor dem Jahre 1912 angestellten Tierversuche schienen mir alle zur Lösung unserer Fragen zu massiv angestellt — außerdem waren keine mit Porzellanstaub darunter. Meine eigenen Versuche waren auf mäßig berechnete Staubgehalte eingestellt, es zeigte sich aber, daß der Staubgehalt der Luft, als ich ihn experimentell prüfte, viel kleiner war, als ich rechnerisch angenommen. Die Expirationsluft der Tiere brachte den Staub zum Zusammenballen, und so waren nur etwa 13 mg Staub im Kubikmeter flugfähig vorhanden, wenn mit der Geschwindigkeit des Luftstroms in der menschlichen Nase angesaugt wurde. Diese Tierversuche sind an 2 Katzen und 8 Meerschweinchen angestellt[1].

Es wurde von den Katzen Nr. 57 in $1^1/_2$ Jahren an 544 Tagen 383 mal, Katze Nr. 58 in 554 Tagen 434 mal täglich 6 Stunden dem Aufenthalt in der Staubluft ausgesetzt. Die Tiere gewannen erheblich an Gewicht, waren im wesentlichen gesund, zeigten aber beide vorübergehende Katarrhe: Katze Nr. 57 zweimal, Katze Nr. 58 einmal. Die Katarrhe imponierten als Bronchialkatarrhe mit anfangs reichlichem Schleim und einer Spur Blutabsonderung. Da die beiden Katzen das erstemal

---

[1] Eine zweite analoge, ebenso große und ebenso lang durchgeführte Reihe brachte nur 2—3 mg Staub pro Kubikmeter, fällt also ganz außer Betracht.

gleichzeitig erkrankten, so ist eine Infektion im Anschluß an die Inhalation nicht unmöglich.

Die makroskopischen und mikroskopischen Veränderungen der Lungen waren sehr gering. Einige kleinste, weißliche Bindegewebsherdchen, keine Veränderungen an den Bronchien, keine Tuberkulose.

Mikroskopisch werden etwas Staubzellen, einzelne mit Flüssigkeit oder fibrösen Netzen gefüllte Alveolen, aber keine irgendwie als Krankheit imponierenden ausgedehnteren Veränderungen gesehen.

Bei den 8 Meerschweinchen (Staubgehalt von 13 mg täglich 6 Stunden) war die Inhalationszeit bei 2 Tieren 52 Tage in 63 bzw. 95 Tage in 117, bei den 6 übrigen in einem 280—396 Tage in 336—513 Tagen.

Die Veränderungen waren makroskopisch und mikroskopisch sehr gering. Auffallend war, daß die Tiere in ihren Lungen etwas Kohlenstaub zeigten, offenbar von der Heizung des Stallraumes, in dem sie sich nachts befanden. Während des Lebens hatten die Tiere nur ganz leichte, unbedeutende und vorübergehende Störungen, dagegen bissen sie sich gelegentlich; das eine oder andere Tier ist auch infolge eines solchen Bisses zugrunde gegangen.

Versuche durch Tuberkuloseimpfung zu zeigen, daß die Inhalationstiere empfindlicher seien als andere, sind gescheitert. Es war kein regelmäßiges Resultat der Impfung zu erkennen. Es war mit sehr schwachem Tuberkulosematerial geimpft worden.

Die Versuche lassen sich in den Satz zusammenfassen, daß eine 1 bis $1^1/_2$ jährige Inhalationszeit mit Mengen, wie sie Froboese in den Arbeitsräumen der Porzellanfabriken (nicht Kollerräume) im Durchschnitt gefunden hat, an den Tieren nur ganz minimale Störungen an den Lungen hervorbrachte. Vgl. S. 25.

Die Untersuchung des Aschegehaltes der Lungen der verstorbenen Tiere ergab keine Erhöhung gegenüber dem Normalen.

Während der verflossenen Jahre war ich leider nicht in der Lage, meine Staubversuche fortzusetzen, 1. wegen des Abbaus von Hilfskräften, 2. wegen der Zunahme meiner Lebensjahre. Vor allem hinderte mich die Einsicht, daß durch kleine Staubmengen, die die Tiere nach einem Jahre nicht sichtbar gefährdeten, wohl ähnlich wie beim Menschen erst nach mehreren (5—10 Jahren) Störungen hervortreten würden, die den menschlichen entsprächen. Solche Zeiten durften aber weder ich noch meine Tiere zu erleben hoffen.

Unterdessen hat Prof. Jötten in Münster i. W., unterstützt von Dr. Arnoldi, mit frischen Kräften und reichen Mitteln sich dem Problem zugewendet und eine größere Arbeit geliefert, in der er das Problem Staub und Tuberkulose einmal an Hand der Literatur referierend und kritisch behandelt und daran eine große Serie von eigenen Versuchen mitteilt. Dieselben sind sowohl am uninfizierten wie am durch Inhalation von Tuberkelbazillen infizierten Kaninchen ausgeführt. Über das einzelne der Versuche ist hier nicht zu sprechen. Die Verfasser haben einfache Apparaturen geschaffen, die eine dosierte Staubmenge den Tieren zuzuführen gestatten. Sie haben auch in einer Anzahl von

Versuchen die Menge des zugeführten Staubes ermittelt. Ich gestehe, daß ich diese Bestimmungen gern vermehrt gesehen hätte, und daß ich vor allen Dingen auch jetzt schon gern Versuche gehabt hätte mit kleineren Staubmengen. Die Versuche zeigten einwandfrei und in Übereinstimmung mit früheren Resultaten anderer Autoren, daß große Dosen von Quarzstaub, etwa 80 mg in Kubikmeter (ähnlich wie Stahlstaub) in kurzer Zeit, etwa in 2, 3 Monaten, sogar bei täglich nur einstündiger Einatmung, die Tiere schwer krank machen, größere, grobe, chronische Veränderungen am Bindegewebe, den Lymphgefäßen und dem Alveolarinhalt erzeugen, zu Infiltration des interstitiellen Gewebes, Verstopfung der Lymphbahnen und Lymphdrüsen führen und in vielen Fällen, ohne daß Infektionen hinzukommen, teils durch Lungenentzündung, teils bloß durch Verminderung des atemfähigen Gewebes die Tiere schwer schädigen, ja töten. Diese Einatmungen schaden um so mehr und rascher, wenn die Tiere vorher tuberkulös infiziert sind.

Ähnliche, wenn auch etwas schwächere Wirkung wurde erzielt, als die Tiere mit dem Staub gebrannten Porzellans (Porzellanstaub I, Jötten) behandelt wurden, wobei ähnliche Quantitäten Verwendung fanden. Immerhin blieb die Wirkung etwas gegenüber dem scharfen reinen Quarzstaub zurück. Nicht unerheblich schwächer war die Wirkung endlich, als mit ungebranntem Porzellanstaub (Staub II), also mit getrockneter Porzellanmasse, in der Quarz und Feldspat sehr fein vermahlen, der Ton noch in kolloidaler Form vorhanden ist, Inhalationen gemacht wurden. Doch sind auch hier die Tiere bei ähnlichen Staubmengen, wie eben angegeben, meist in einigen Monaten oder $1/2$ Jahr auch ohne Tuberkuloseinhalation stark geschädigt worden.

Jöttens Versuche bringen sichere Beweise, daß große Porzellanstaubdosen, aber namentlich Quarzstaubdosen, kleine Versuchstiere (Kaninchen) bei relativ kurz dauernder Einatmung starker Konzentration (80 mg) schwer schädigen. Etwa in dem Sinne, wie die Goldquarzarbeiter am Kap unter extremen Bedingungen geschädigt wurden (allerdings diese bei täglich vielstündiger Exposition). Auch über die Art der Schädigung mit und ohne Tuberkelbazillen erfahren wir Wertvolles. Für den Grad der Gefährdung durch Porzellanstaub in den Fabriken bei den gegenwärtigen Betriebsbedingungen bringen sie aber bisher noch wenig direkte Aufklärung. Ich verspreche mir aber von der Fortsetzung der Jöttenschen Versuche mit kleinen Staubmengen an Tieren, die ein höheres Lebensalter zu erreichen imstande sind, eine vollkommene Nachahmung des Verlaufs der menschlichen Silikose und wichtige Aufklärungen über das Verhältnis derselben zur Tuberkulose. Es ist klar, daß in einer so schwierigen Arbeit, die sich erst über wenige Jahre erstreckt, zunächst einmal die gröberen und subakuten Störungen studiert werden mußten — der natürliche Gang jeder wissenschaftlichen Prüfung von Schädigungen.

VI. Einige Ergebnisse älterer statistischer Forschung[1] über die Gesundheitsverhältnisse der Porzellanarbeiter.

Man mag über den wissenschaftlichen Wert der bisherigen Medizinalstatistik noch so kritisch denken, ehe wir Besseres haben, gibt sie wenigstens kritisch verwendet eine Orientierung, die wertvoller ist als alle bloßen Eindrücke. Auch ist es zu erwarten, daß die Fehler der einzelnen Statistiken vielfach nach verschiedenen Richtungen gehen und so zur Kritik anregen. Ältere Tuberkulosetotenscheine sind sehr wenig, neuere nicht allzuviel wert, auf einem so schwierigen Gebiete, das weiß heute jeder Arzt; aber sie dürften doch chronische Lungenleiden erfassen, unter denen ein mehr oder weniger großer Anteil von Tuberkulose ist.

Das Material der Krankenkassen über Krankheitsfälle und -tage ist statistisch leider wenig brauchbar. Unter anderen haben Holtzmann und Harms und insbesondere auch Koelsch das Material, wie es die Krankenkassen lieferten, sehr scharf kritisiert. Koelsch bezeichnet sein Krankenkassenmaterial als „das denkbar ungeeignetste Urmaterial".

Ich habe denn auch auf Kassenmaterial am wenigsten Wert gelegt. Ich bringe zunächst älteres Material zu vergleichenden Betrachtungen, hierauf in besonderem Abschnitt den Inhalt der größeren modernen Spezialuntersuchungen.

1. Sterbealter. Das Sterbealter der Porzellanarbeiter (nicht ausgeschieden „Porzelliner" und „Hilfsarbeiter") ist bestimmt von

		Zeit
Lewin . . . . zu	42,5	1865
Hirt . . . . „	38	1871
Popper . . . . „	41	1882
Sommerfeldt . . . . „	41	1874—1888
Sommerfeldt . . . . „	38	1879 1892
Leymann (gefunden) . . . . „	41,3	1907—1913
Leymann (errechnet[2]) . . . „	41,4	

Zum Vergleich ist nach Leymann das Sterbealter aller preußischen Arbeiter von 15—60 Jahren 41 Jahre, aller preußischen Arbeiter von 15—65 Jahren 45 Jahre. Also zeigt das Sterbealter der Porzellanarbeiter nichts Ungewöhnliches.

2. Lebensdauer. Die Lebensdauer der Porzellanarbeiter ist höher

---

[1] Ich verweise behufs näherer Angaben über die ältere Literatur auf F. Koelschs erste Arbeit: Porzellanindustrie u. Tuberkulose, in Brauers Beiträge zur Klinik der Tub. **42,** 2 (1919); für die neuere Statistik bin ich namentlich Leymann gefolgt: Die Gesundheitsverhältnisse der Arbeiter der keramischen Industrie und besonders der Porzellanarbeiter in Zentralblatt f. Gewerbehygiene III (1915).

[2] Unter Berücksichtigung des Altersaufbaues und unter der Voraussetzung berechnet, daß die Sterblichkeit der Porzellanarbeiter aller Altersklassen genau die gleiche wäre wie die aller preußischen Arbeiter!

VI. Einige Ergebnisse älterer statistischer Forschung. 31

als das Sterbealter der statistisch allein erfaßten bis zum Tode Arbeitenden. Die Berücksichtigung der ausgeschiedenen Alten (Tagelöhner oder Aufseher) lieferte Holitscher (1908) 52,7, Leymann 55,4, Bogner in Selb aber nur 44,2 Jahre[1].

3. Gesamtmortalität und Tuberkulosemortalität. Auf großes Kassenmaterial stützt sich die Angabe Leymanns, daß in Deutschland auf

1000 Porzellanarbeiter 1907—1913 kommen . . . . 9,00 Tote
Auf alle männlichen Arbeiter der Leipziger Ortskrankenkasse[2] . 8,74 „

Es starben auf 1000 Lebende an Krankheiten der Atmungsorgane:

Deutsche Porzellanarbeiter 5,7
Alle Arbeiter Leipzig 4,45

Davon an Lungenschwindsucht
Deutsche Porzellanarbeiter 3,4
Alle Arbeiter Leipzig 2,74

An Lungenschwindsucht und chron. Lungenleiden
+ Blutsturz + Lungenspitzenkatarrh + Kehlkopfleiden + Brustfellkrankheiten
Deutsche Porzellanarbeiter 4,4
Alle Arbeiter Leipzig 3,2

Lungenentzündung
Deutsche Porzellanarbeiter 0,5
Alle Arbeiter Leipzig 0,57

Sonstige Respirationskrankheiten (Kehlkopf, Rippenfell)
Deutsche Porzellanarbeiter 1,74
Alle Arbeiter Leipzig 1,01

Diese Zahlen beweisen, daß die Sterblichkeit an Erkrankungen der Atmungsorgane bei den Porzellanarbeitern rund 30%, an Lungenschwindsucht und ebenso an Lungenschwindsucht + wohl auf Tuberkulose zu beziehende Krankheiten etwa 25% größer ist als bei den Männern der Leipziger Ortskrankenkasse. Die Zahlen für Rippenfell- und Kehlkopfkrankheiten sind gar 70% höher (aber absolut klein), die an Lungenentzündung 14% niedriger.

Dagegen lauten zwei andere Statistiken sehr abweichend:

Sehr Ungünstiges fand Sommerfeldt[3]. Es sollen (etwa um 1890) auf 1000 Lebende (Menschen von 15—60 Jahren) an Tuberkulose gestorben sein:

Alle Berliner 4,93
Berufe ohne Staub 2,4
Berufe mit Staub 5,4

---
[1] Diese Zahl bezieht sich nur auf die wirklichen Porzelliner und den scheinbar ungünstigsten Ort Deutschlands.
[2] Bei beiden Kategorien sind nur die aktiven Arbeiter erfaßt.
[3] Vierteljahrschrift für Gesundheitspflege **25**, S. 282.

VI. Einige Ergebnisse älterer statistischer Forschung.

Maurer 4,3
Holzarbeiter 5,9
Porzellanarbeiter **14,0**
Steinmetzen **35,0**

Also die Berufe mit und ohne Staub bieten mäßige Zahlen, aber die Porzellanarbeiter fast 3 mal höhere.

Koelsch fand dagegen (in Koelsch: ,,Arbeit bzw. Beruf in ihrem Einfluß auf Krankheit und Sterblichkeit" in Mosse u. Tugendreich, Krankheit und soziale Lage. München, J. F. Lehmann 1911): In Bayern starben 1908 auf 1000 Lebende an Tuberkulose:

Landwirtschaft 1,2
Weber 1,2
Bäcker und Konditoren 2,8
Alle Arbeiter 3,07
Porzellanarbeiter 4,06
Schneider 4,9
Schmiede 6,1
Schlosser 8,0
Tüncher 7,3
Maurer 10,2
Schreiner 13,4
Steinhauer 26,8
Tagelöhner 83,1

Hier stehen die Porzellanarbeiter an Tuberkulosesterblichkeit um 25% über dem Durchschnitt aller, wie es sich etwa auch aus Leymanns Statistik ergibt, 20 Berufe sind höher, 20 Berufe niedriger, die Steinhauer sind 6 mal stärker befallen! Die Tagelöhner mit den vielen Invaliden und den zahlreichen, von Hause aus Minderwertigen gar 20 mal!

Es liegt auf der Hand, daß u. a. der verschiedene Altersaufbau der einzelnen Kategorien das Bild stark beeinflußt. Die einzelnen Berufe sind bisher nicht nach dem Altersaufbau statistisch auf ihre Tuberkulosemortalität an großem Material bearbeitet. Da aber der Porzellinerberuf viel gelernte, d. h. ältere Leute umfaßt, so haben auch diese relativ günstigen Zahlen einen orientierenden Wert.

Aus der großen Reichsstatistik[1] über die Porzellanindustrie (die keine Tuberkulosemortalität der Porzellanarbeiter bringt) geht hervor, daß lokal in Deutschland nach Gegenden die Tuberkulosemortalität der Gesamtbevölkerung von 15—60 Jahren schwankt von 0,90—1,9%, also um etwa 100%. Aber nicht die Gegenden haben die höchste Tuberkulosemortalität, in denen die Porzellanarbeiter eine hohe Tuberkulosemorbidität haben, sondern die Zahlen sind ganz unabhängig. Der Quotient der beiden Zahlen schwankt zwischen 0,5—4,0! Ich enthalte mich, daraus etwas anderes zu entnehmen als eine Warnung zur Vorsicht. Auch die Tuberkulosemortalität der deutschen Großstädte über 200000 Einwohner ist sehr verschieden. Selter (Klin. Wochenschr. III, Nr. 18): Breslau hatte z. B. auf 10000 vor dem Kriege

---
[1] Mir vom Reichsgesundheitsamt in Tabellen zugänglich gemacht, nicht gedruckt. Vgl. S. 34.

VI. Einige Ergebnisse älterer statistischer Forschung. 33

(1913) 24,8, München 20, Leipzig 17,6, Bremen 17,2, Hamburg 13,8, Dortmund 12 und Kiel 10,7! Der Weltkrieg brachte überall erhebliche Steigerung. 1918: Breslau 40, Kiel 15,3. Die Steigerung war sehr stark abhängig vom Grad der Hungerstörung.

4. Tuberkulosemortalität im Vergleich zur Gesamtmortalität[1]. Von 100 Gestorbenen über 15 Jahre starben an Lungenleiden bzw. Tuberkulose[2]:

	Erkrankung d. Atmungsorgane	davon Tuberkulose
Sommerfeldts Porzellanarbeiter, einschließl. Maler und aller Hilfsarbeiter, 1874—1888	74,0	59,1
1879—1892	67,3	60,6
Hollitscher Dreher („Ameise"), 1894—1906	—	72,8
Feingießer	—	63,7
Bogner[2], Verband der Porzellanarbeiter, 1903 bis 1907	67,0	40,0
Leymann, alle Porzellanarbeiter Deutschlands 1907 bis 1913	65,0	37,0
Leipziger Ortskrankenkasse, Abt. Glas und Porzellan 1887—1905	63,0	38,0
Leipziger Ortskrankenkasse, alle Männer, 1887 bis 1905	51	31

5. Morbiditätsstatistik. Die Morbiditätsstatistik nach Fällen leidet an dem bekannten Fehler, daß chronische Kranke mehrfach erscheinen. Die Unsicherheit der Diagnose, das Ausscheiden der Kranken aus der Statistik nach Ablauf der Unterstützungspflicht erschwert die Verwendung weiterhin.

Die Leipziger Ortskrankenkasse gibt auf 100 Arbeiter jährlich:

	Krankheitsfälle überhaupt	davon	
		Atmungsorgane	Tuberkulose
Alle männlichen Personen	39,5	5,6	0,77
Glas, Porzellan, Töpferei	38,5	6,0	0,9

Eine richtige große Porzellanindustrie gibt es in Leipzig nicht.
Von 23 Gruppen sind höher an Tuberkulosemorbidität als die Glas-, Porzellan- und Töpfereiarbeiter: . . . . 6 Gruppen
zwischen 0,7—0,9 sind . . . . 8 „
die niedrigste Zahl haben Gasanstalten 0,4
„   „   „   „ Baugewerbe 0,6
die höchste Zahl hat die Steinbearbeitung 2,35
die Erkrankungen der Atmungsorgane sind höher bei . . 8 Gruppen.

---
[1] Die an 29 Fällen von Drehern (1860—1892) von Leubuscher ermittelte Zahl mit 90% Tuberkulose-Toten und die an 8 Brennern gefundenen 62,5% habe ich nicht in die Tabelle aufgenommen — das Material erschien zu klein.
[2] Als Bogner die Arbeitsinvaliden einbezog, fand er 1898—1907 73% Tote mit Erkrankung der Atmungsorgane, davon 67% mit Tuberkulose.

Lehmann, Gesundheitsverhältnisse. 3

VI. Einige Ergebnisse älterer statistischer Forschung.

Die Zusammenstellung der Krankheitsfälle in der Porzellanindustrie gibt an verschiedenen Orten den verschiedenen Autoren ziemlich gut übereinstimmende Zahlen. Berücksichtigt man nur die größeren Zahlen, so fallen auf 100 Porzellanarbeiter:

	Krankheits-fälle überhaupt	davon	
		Atmungs-organe	Tuberkulose
Männliche deutsche Porzellanarbeiter bei Leymann, 1900—1903	34,7	4,3	0,9
In Thüringen nach Vollrath, 1904 bis 1919............	37,9	4,3	0,7
In Selb (Bogner)	25,6	4,9	1,7
In Meißen (Leymann)	27,6	3,6	0,6

Die Reichs-Porzellanmorbiditäts-Statistik ergibt 1900—1903 und 1904—1910 lokal große Differenzen, eine Mitteilung aller Zahlen scheint nicht nötig; ich gebe nur Maxima und Minima:

	alle Krankheits-fälle auf 100	davon	
		Atmungs-organe	Tuberkulose
In allen Porzellangebieten ....·..	38,5	4,7	0,7
Max. Mannheim	81	—	—
Min. Oppeln	13,2	—	—
Max. Zwickau	—	8,8	—
Min. Magdeburg	—	1,95	—
Max. Trier............	—	—	2,13
Min. Mannheim	—	—	0,36

Also geben alle größeren Statistiken für 100 aktive Porzellanarbeiter jährlich 0,7—0,9 Krankheitsfälle an Tuberkulose, für alle Arbeiter der Leipziger Ortskrankenkasse 0,77! Die Maximalzahlen von Selb und Trier sind annähernd doppelt so hoch, die Minimalzahlen Mannheim halb so hoch! Auch hier sind alle Porzellanarbeiter berücksichtigt, ob in Selb nur die wirklichen Porzelliner?

Rechnet man das Verhältnis von Tuberkulose und Lungenerkrankungen bei 100 Porzellanarbeitern, so ergibt sich für Erfurt $1/30$, für Berlin ungefähr $1/15$, Oberpfalz und Dresden etwa $1/10$, Oberfranken $1/6$, Schwarzburg $1/5$ und Coburg sogar $1/3$. Coburg hat eine der niedrigsten Lungenerkrankungsziffern und eine mittelhohe Tuberkuloseziffer.

Also lokal ganz wechselnde Resultate[1]! Die Ortskrankenkasse Leipzig steht mit $1/7$ für alle Arbeiter in der Mitte.

---

[1] Wie vorsichtig man mit manchen Zahlen auch der Reichsstatistik umgehen muß, beweist (worauf Thiele hinweist), daß in Sachsen die Zahl der an Tuberkulose erkrankten Arbeiter in den Jahren 1900—1904 ausmachten: männliche 1,0%; weibliche 0,82%; in den folgenden 6 Jahren aber nur 0,22 bzw. 0,21.

VII. Neuere Untersuchungen über Porzellanarbeiter.
(Großenteils gemacht auf Anregung des Reichsgesundheitsamts.)

Das Gesundheitsamt sammelte durch Umfragen Material zur Beurteilung der Gesundheitsverhältnisse der Porzellanarbeiter (hier wird wohl zwischen Porzellinern und Hilfsarbeitern nicht unterschieden sein). Ich teile daraus einiges mit:

55 Ärzte haben sich an das Reichsgesundheitsamt für den Zeitraum 1904—1910 über Porzellanbetriebe mit mindestens 200 Arbeitern geäußert, wonach 43mal die Gesundheit gleich, 5mal besser, 7mal schlechter als die von Handarbeitern gleicher wirtschaftlicher Lage wäre. Von den 7 ungünstigen Berichten sprechen einige ausdrücklich von vermehrter Tuberkulose, einige von vermehrten Lungenkrankheiten.

Ich verzichte auf nähere Wiedergabe eines günstigen Berichts in der Frage des Verlaufs der Lungenerkrankungen bei Porzellinern in Heilstätten (Dr. Fürbringer-Römhild) und eines wesentlich ungünstigeren von Dr. Koppert (Landesversicherungsanstalt Sophienheilstätte). Neuere Untersuchungen, auf die unten Bezug zu nehmen ist, haben die Unzuverlässigkeit der Tuberkulosediagnosen der Sanatoriumsinsassen bewiesen.

Koelsch hat in seiner ersten Arbeit „Porzellanindustrie und Tuberkulose" in Brauers Beiträgen zur Klinik der Tuberkulose (42, 2 1919) zunächst ein kritisches Referat der älteren Literatur gegeben, das ich oben mehrfach benutzte. In einem zweiten Teil hat er nach den Totenscheinen 1908—1912 in 6 ihm persönlich gut bekannten nordbayrischen Bezirksämtern Untersuchungen über die Todesursachen der über 15 Jahre alten Personen angestellt, in denen viel Porzellanindustrie betrieben wird. Ich setze die Zahlen in verkürzter Form her:

Es sterben nach Koelsch auf 1000 Männer über 15 Jahre in Bayern an Tuberkulose
alle Männer 3,1
Porzellanarbeiter 1908 4,1
(hier sind alle Porzellanarbeiter, nicht die Porzelliner allein, beisammen).

Die 6 nordbayrischen Bezirksämter mit Porzellanindustrie ergaben
bei den Männern ohne Porzelliner 3,1
die Porzelliner 7,6
Es zeigt sich, daß es 3 gute und 3 schlechte Bezirksämter gibt.

Eine Abnahme der Tuberkulose in Sachsen auf ein Fünftel ist nicht möglich. Es muß eine andere Art der Beurteilung eingetreten sein! Zum Vergleich:

	männlich	weiblich
Bayern 1900—1904	1,27	0,86
1905—1910	0,81	0,52
Preußen 1900—1904	0,91	0,55
1905—1910	0,92	0,50

Die 3 guten haben bei den Männern Tuberkulosefälle auf 1000

	ohne Porzelliner	die Porzelliner
Teuschnitz	3,76	3,36
Wunsiedel	2,94	3,67
Neustadt	3,08	2,73

Die 3 schlechten haben bei den Männern Tuberkulosefälle auf 1000

	ohne Porzelliner	die Porzelliner
Rehau	2,85	11,7
Tirschenreuth	3,1	7,8
Kronach	3,1	6,1

Es haben also die Porzelliner in den guten Bezirken etwa die Mortalität an Tuberkulose wie die Nichtporzelliner in den guten und schlechten, dagegen erhöht sich in den schlechten Bezirken die Porzelliner-Tuberkuloseesterblichkeit auf das Doppelte bis Vierfache der bei Nichtporzellinern gefundenen. Die Nichtporzelliner zeigen die bayrische Durchschnitts-Tuberkulosemortalität. Die Veredler (Porzellanarbeiter minus Porzelliner) haben ebenfalls Zahlen, die denen der Gesamtbevölkerung entsprechen.

Koelsch schließt aus den Totenscheinen der Porzelliner, „daß die **Tuberkuloseesterblichkeit der ‚Porzelliner' gegenüber der gleichaltrigen anderweitigen Bevölkerung zum Teil ganz erheblich gesteigert**[1] ist, und zwar um so mehr, je alteingesessener die Porzellanindustrie in der betreffenden Gegend ist, je mehr Generationen bereits in der Porzellanindustrie tätig waren und je mehr sich die Lebensführung der Arbeiter dem Fabrikarbeitertyp nähert, worunter wir verstehen Vererbung des Berufes durch Generationen, frühzeitiges Eintreten in die Fabrik gleich nach der Schulentlassung, Wohnung am Fabrikort oder in nächster Nähe, städtische Wohnungs- und Ernährungsverhältnisse. Inwieweit die einzelnen schädigenden Faktoren, insbesondere die gewerblichen Schäden von Einfluß sind, sollen die späteren Erörterungen zeigen".

Nach mündlichen Angaben von Prof. Koelsch sind die guten Verhältnisse namentlich da, wo die Industrie noch neu, die Bauten gut und die Arbeiter erst seit etwa 20 Jahren vom Lande her zugewandert sind.

---

[1] Weniger glücklich erscheint die Fassung an anderer Stelle (S. 276). „Wir kommen daher auf Grund unserer Untersuchungen zu dem Schluß, daß — von einzelnen Ausnahmen abgesehen — die Lungentuberkulose auch heute noch die ‚Porzellinerkrankheit' ist, der alljährlich ein erheblicher Anteil dieser Berufsgruppe zum Opfer fällt; in der bayrischen Porzellanindustrie etwa 3mal soviel Personen wie in der gleichalterigen sonstigen Bevölkerung der gleichen Bezirke." — Ich kann nicht finden, daß man von „einzelnen Ausnahmen" sprechen kann, wenn 3 gute und 3 schlechte Bezirke gegenüberstehen, von denen die ersteren bei den Porzellinern etwa die gleichen Zahlen haben wie alle Männer über 15 Jahre der gleichen Gegend.

VII. Neuere Untersuchungen über Porzellanarbeiter.

Es wird niemand die Möglichkeit dieser Erklärung bezweifeln, ebenso sicher ist aber auch die Art der Diagnosenstellung auf dem Totenschein, die kaum mehr nachträglich zu kontrollieren ist, von Bedeutung. Wer jeden oft hustenden älteren Porzellanarbeiter mit Staublunge als an Tuberkulose gestorben anschreibt, kann leicht unverhältnismäßig zu hohe Zahlen finden. Eine sichere Diagnose ohne bakteriologische und röntgenologische Untersuchung und vor allem ohne Sektion wird oft unmöglich sein (siehe unten). Es bleibt aber bestehen, daß die Todesfälle bei „tuberkulösen Porzellinern" wenigstens Todesfälle durch oder bei chronischer Lungenkrankheit sind.

Morbiditätsstatistik (Tabelle nebenstehend) hat Koelsch für Selb im Bezirk Rehau durchgeführt, das Zentrum der bayrischen Porzellanindustrie, das die ungünstigsten Verhältnisse bietet. Die Krankenbücher verschiedener Fabriken wurden studiert, nur 3 Krankenkassen in Selb waren brauchbar. Das Material war zum Teil das gleiche, das Bogner benutzte, aber andere Jahrgänge. Mehrfache Krankmeldungen eines Tuberkulösen wurde als eine Erkrankung zusammengefaßt. Die Krankmeldungen wiederholten sich meist innerhalb eines Jahres bzw. mehrerer Monate. Es ergibt sich so eine Minimalzahl von Er-

Jahre alt	Alle Bezirksämter				Rehau				Tirschenreuth				Kronach				Teuschnitz				Wunsiedel				Neustadt W. N.			
	Alle ohne Porzell.		Porzelliner		Alle ohne Porzell.		Porzelliner		Alle ohne Porzelliner		Porzelliner		Alle ohne Porzellin.		Porzelliner		Alle ohne Porzell.		Porzelliner		Alle ohne Porzell.		Porzelliner		Alle ohne Porzell.		Porzelliner	
	M.	F.	M.	F.	M.	F.	M.	F.	M.	F.	M.	F.	M.	F.	M.	F.	M.	F.	M.	F.	M.	F.	M.	F.	M.	F.	M.	F.
15—20	0,98	1,24	1,44	—	0,75	1,15	0,75	1,15	0,73	2,10	3,08	4,59	0,91	1,23	9,37	6,97	1,20	1,25	—	3,57	0,99	1,26	—	0,85	1,32	0,75	—	2,38
20—25	2,02	2,40	2,49	5,05	1,67	2,77	7,80	—	1,55	1,91	4,53	4,55	1,98	3,31	6,06	7,27	1,90	2,38	—	17,14	2,01	1,67	1,72	1,85	2,20	3,45	—	—
25—30	2,38	2,79	4,49	6,01	2,19	3,27	4,44	—	2,06	3,61	16,09	9,83	2,24	2,90	4,88	3,63	2,84	2,45	—	—	1,42	2,76	1,81	3,80	2,90	2,48	—	3,48
30—40	2,70	2,65	5,24	7,91	2,40	2,31	7,54	11,45	3,38	3,15	8,45	4,12	2,63	3,03	—	—	2,07	2,23	—	25,00	2,63	2,39	2,02	7,02	2,82	2,66	—	—
40—50	4,00	2,08	22,83	10,22	3,27	4,12	39,26	13,33	3,69	2,26	15,2	5,26	3,00	1,86	12,12	40,00	8,71	1,00	31,57	—	4,76	1,57	7,61	9,50	4,56	1,36	15,39	—
50—60	5,3	2,07	29,96	7,84	5,81	3,58	55,55	11,11	5,82	1,81	—	16,66	5,53	2,57	—	—	—	8,97	2,84	—	4,32	1,34	31,57	—	3,58	2,01	—	—
60—70	5,51	2,30	100,0	—	4,87	1,47	16,36	—	4,88	1,46	—	—	7,46	3,90	—	—	6,54	2,78	—	—	4,51	2,09	—	—	5,67	2,34	—	—
Mittel	3,08	2,22	7,57	5,10	2,85	1,66	11,66	6,07	3,12	2,41	7,78	5,43	3,14	2,62	6,08	9,35	3,76	1,99	3,36	8,07	2,94	1,89	3,67	3,04	3,08	2,20	2,73	1,78
Absol. Zahl	59953	63013	3458	2777	7904	8228	1355	1020	10329	11525	591	515	8346	10193	230	171	5318	5922	178	124	14384	14582	738	723	12127	12563	366	224
Porzell. sind % d. „Alle ohne Porz."			5%				16%				6%				2,5%				3,4%				5%				3%	

VII. Neuere Untersuchungen über Porzellanarbeiter.

krankungsfällen. Dennoch waren die Zahlen viel schlechter als die von Bogner.

Die Kassenstatistik an Vollarbeitern (Männern und Frauen zusammen) in Selb gibt (1908—1912):

Es erkrankten auf 100 Arbeiter:

	Porzelliner 1400 Arbeiter	Veredler und Hilfsarbeiter, 1200 Arbeiter	Alle Porzellanarbeiter
Bronchitis bis 3 Wochen	6,18	4,18	5,27
Bronchitis über 3 Wochen	1,94	1,5	1,74
Lungentuberkulose	**2,48**	**1,95**	2,24
Lungenentzündung	0,29	0,38	0,33
Sonstige Respirationserkrankungen	0,33	0,43	0,37
Insgesamt Erkrankungen der Atmungsorgane	**11,22**	**8,44**	9,98

Sehr hohe Zahlen! Ältere Statistiken waren viel niedriger:

	Leymann deutsche Porzellanarbeiter	Leipzig, alle Männer	Bogner für Selb
Atmungskrankheiten	6,2	6,9	4,9
Dabei Tuberkulose	0,51	0,9	1,7

Die besonders hohen Kassenzahlen von 1908—1912 legen den Gedanken nahe, daß die Kasse wohlgefüllt war und nicht zu streng zu sein brauchte.

Von großer praktischer Bedeutung waren Koelschs 1000 eigene Arbeiteruntersuchungen meist in den Jahren 1908—1912, nur 160 im Kriegsjahr 1916, wo die Ernährung usw. schon die Resultate beeinflußte. Es sind 500 männliche und 500 weibliche Porzelliner (also gefährdete Porzellanarbeiter) untersucht, und zwar zur Zeit nur arbeitsfähige Personen, „wie sie eben in den Fabriken an den einzelnen Arbeitsplätzen dastanden".

Die Leute entstammten vorwiegend dem Bezirk Rehau (mit Selb), 470 Personen, dem besonders schlechte Statistik liefernden Zentrum der bayrischen Porzellanindustrie, und dann zu unter sich ungefähr gleichen Teilen den Bezirken Wunsiedel, Weiden und verschiedenen Orten (Kronach, Bayreuth, Waltershof, München). Die Arbeit ist noch im wesentlichen mit klinischen Untersuchungsmethoden ausgeführt, wodurch die Bestimmung der „Staublungen" erschwert war[1].

---

[1] Auf die Resultate einer damaligen probeweisen röntgenologischen Untersuchung von 22 Personen gehe ich nicht ein.

VII. Neuere Untersuchungen über Porzellanarbeiter.

Koelsch kam mit seinen klinischen Methoden (Auskultation, Perkussion) zu folgenden Zahlen:

	Es litten von	
	500 Männern %	500 Frauen %
Anamnese:		
Häufige frühere Bronchitiden, Kurzatmigkeit usw.	1,8	1,6
Bereits in Heilstätte	2,6	0,8
Erblich tuberkulös belastet	20,0	22,2
Untersuchung:		
Bronchitis, Emphysem	4,4	2,0
Spitzenkatarrh, Tuberkulose	**3,0**	**1,0**
Staublunge	51,6	40,2
Also mit Lungenveränderung	59,0	43,2
Ohne Lungenveränderung	41,0	57

Ernährung und Kräftezustand boten keine abnormen Ergebnisse; es bestand keine besondere Schwächlichkeit der Arbeiter. Es waren also bei den Männern trotz 59% Lungenveränderungen nur 3,0% der Arbeiter mit aktiven, tuberkulösen Veränderungen behaftet, bei den Frauen fand sich trotz 43% Lungenveränderungen gar nur 1% Tuberkulose[1].

Koelsch nennt diese Tuberkulosezahlen „recht beträchtlich". Sie kommen nach ihm „nicht überall und nicht zu jeder Zeit vor", was wohl streng geurteilt ist.

An Lungenveränderungen litten in Rehau . . . . 60 %
„ Wunsiedel 77,3%
„ Weiden . . . . 50 %
„ verschiedenen Orten . 54,4%

Sehr merkwürdig war, daß die Staublungenhäufigkeit auffallend wenig mit dem Berufsalter stieg.

Es zeigten Staublungen von 400 Arbeitern:

Staubarbeit	männlich %	weiblich %	Durchschnitt %
0— 5 Jahre	49,4	36	40
5—10 „	46,8	42	44
10—15 „	50,9	45	48
15—20 „	54,6	32	47
20—25 „	56,0	89	60
25—30 „	56,5	—	56
30—35 „	100	—	100
35—40 „	50	—	50
40—45 „	20	—	20

---

[1] Nach mündlicher Mitteilung von Koelsch sind diese aktiven Tuberkulosen Erkrankungen gewesen, die als unzweifelhafte Anfangserkrankungen an Tuberkulose ins Bett oder Sanatorium gehört hätten.

Vielleicht hatten die älteren Leute höhere Grade von Staublunge, gesagt ist nichts. Merkwürdig ist, daß von 5 Arbeitern von 40—45 Jahren nur einer Staublunge hatte!

Staublungen fand Koelsch auch bei anderen Arbeitern:
bei Steinhauern 63%
„ Zementarbeitern. 15%
„ Stahlkugelschleifern 31%

Die schwierigem und subjektivem Ermessen reichlichen Spielraum gewährende „Staublungendiagnose" wird bei Koelsch auf folgende Beobachtungen gestützt:

„Annähernd bei der Hälfte der Untersuchten, insgesamt bei 459 Arbeitern, wurden eigenartige Veränderungen im Lungengewebe festgestellt, die nur als „Staublungen" gedeutet werden können.

Der klinische Befund ist hier vielfach recht gering; der Perkussionsbefund ist — im Gegensatz zu den Ergebnissen der Auskultation — meist geringfügig; selten ist eine geringe diffuse Dämpfung oder Abschwächung des Klopfschalls über den Spitzen, häufiger unterhalb des Schlüsselbeins oder über den hinteren mittleren Lungenpartien, besonders seitlich der Wirbelsäule, nachweisbar. Deutlich ist in allen Fällen der auskultatorische Befund; wir finden hier rauhes, verschärftes oder abgeschwächtes Vesikuläratmen, verlängertes, auch sakkadiertes Exspirium (rauhes Atmen im Sinne von Turban (Beiträge zur Kenntnis der Lungentuberkulose, Wiesbaden 1899) über einer oder beiden Lungenspitzen, häufig auch in der Schlüsselbeingegend, gelegentlich sogar über der ganzen Lunge, dann schabende, leicht knarrende, aber stets trockene, endobronchiale Geräusche über der Spitze, in der Schlüsselbeingegend, häufig paravertebral, also hinten zwischen den Schulterblättern in den mittleren und unteren Lungenpartien. Dieselben wechseln nach Umfang und Stärke bei verschiedenen Individuen, sind aber nie rasselnd oder knisternd. Subjektive Beschwerden fehlen oder sind relativ geringfügig; gelegentlich wird über Kurzatmigkeit bzw. „harten Atem", auch über Trockenheit und Kratzen im Hals, Druck oder Stechen auf der Brust, letzteres besonders bei tiefen Atemzügen, geklagt. Bronchitische Symptome (Husten und Auswurf) fehlen fast stets bzw. treten erst in fortgeschritteneren Fällen mit den subjektiven und objektiven Erscheinungen des Emphysems auf. Hustenreiz und Auswurf sind meist auf die Zeit nach dem Erwachen beschränkt. Der Auswurf ist nicht charakteristisch, meist klumpig, schleimig, graubraun bis gelblich gefärbt, an Menge wechselnd. Auch Bluthusten kann bei schweren Fällen von Staublunge gelegentlich vorkommen."

Prof. Rößle in Jena berichtet (Brauers Beiträge zur Tuberkulose Bd. 47, Heft 2, 1921), daß die Untersuchungen seines Schülers Vollrath die Angaben des bayrischen Landesgewerbearztes Dr. Koelsch nicht bestätigen und ergeben haben, daß die Tuberkuloseserblichkeit unter den Thüringer Porzellanarbeitern kaum größer ist, als dem Durchschnitt der übrigen werktätigen Bevölkerung entspricht.

VII. Neuere Untersuchungen über Porzellanarbeiter.

Wo die letztere am höchsten ist, ist auch die der Porzellanarbeiter am höchsten, nämlich in Meiningen, während die Zahl für die Porzellanarbeiter wie für die übrige werktätige Bevölkerung in Rudolstadt sich ungleich günstiger stellt. Einzelne Berufsklassen haben nach den Sektionsergebnissen eine nicht unerheblich höhere Tuberkulosesterblichkeit wie die Porzellanarbeiter (insbesondere die Weber und Spinner). Doch sind die Zahlen alle klein.

Die Krankenkassenstatistiken mögen im Original eingesehen werden.

Rößle selbst hat 686 Personen, darunter 45 Porzellanarbeiter, die an den verschiedensten Krankheiten starben, auf den Lungenzustand sorgsam untersucht.

Von 45 Porzellanarbeitern (davon 40 über 20 Jahre alt) hatten:

Staublunge	20 rund	44,0%
Tuberkulose	25 „	55,0%
Es starben davon an Lungentuberkulose	6 „	13,3%
An tödlicher Tuberkulose anderer Organe	4 „	10,0%
An anderen Krankheiten bei ausgeheilter Tuberkulose	11 „	24,0%
An anderen Krankheiten bei chronischer, nicht ausgeheilter Tuberkulose	4 „	9,0%
Ohne Tuberkulose	20 „	44,0%

Bei den wenigen Fällen von Lungentuberkulosetod bei Porzellinern handelte es sich a) um ältere Leute oder b) um Fehlen von Chalikosis oder c) um typische chronische indurierende Tuberkulose. Porzellanstaublunge und akute Lungentuberkulose finden sich nach Rößle nicht zusammen. Aus dem Vorkommen von hemmungslos vorschreitender Tuberkulose der übrigen Organe, außer der Lunge, bei Porzellanarbeitern schließt Rößle auf bloß lokale günstige Lungenbeeinflussung durch den Staub, und zwar ist ihm eine chemische Wirkung der Kieselsäure wahrscheinlich.

Geheimrat Prof. Dr. Thiele hat (Zeitschr. f. Tub. Bd. 34, 1921) nach Koelschs erster Arbeit einen Beitrag geliefert über die Verhältnisse in Sachsen. Die sächsischen Porzellanarbeiter sind etwa zu $2/3$ Porzelliner, zu $1/3$ Veredler bzw. Hilfsarbeiter. Es finden sich viele alte Arbeiter unter den Porzellinern, sehr viel mehr als beim Durchschnitt der Arbeiter, vgl. Tabelle S. 23. 37% sind über 40, 16% über 50, 4% über 60 Jahre!

Nach Klagen über die Unzuverlässigkeit der Krankenkassenstatistik gibt Thiele an:

In einem Werk kommen im Jahr im 10jährigen Mittel auf 100 Vollarbeiter:

Fälle von Krankheiten	Porzelliner	Hilfsarbeiter
der Atmungsorgane	11,2	5,9
Lungentuberkulose	0,52	0,19

Aus 4 anderen Krankenkassen berechnet Thiele:

Fälle von Krankheiten	Porzelliner	Hilfsarbeiter
der Atmungsorgane	8,6	5,9
Lungentuberkulose nur	0,47!	0,35!

Thiele schließt auf die Morbiditätsstatistik gestützt: Es ist also die Erkrankung der Atmungsorgane eine Berufskrankheit der Porzelliner, nicht aber die Lungentuberkulose.

Thieles eigene Untersuchungen an 429 männlichen und 231 weiblichen Porzellinern bestätigte die Häufigkeit von Lungenkrankheiten, die sehr deutlich mit steigender Arbeitszeit zunahmen. Die Zahlen ergaben (viel deutlicher als bei Koelsch), daß z. B. bei den männlichen Porzellinern Staublungen vorkommen in $^0/_0$:

Arbeitsdauer	Porzelliner	Steingutarbeiter
bis 5 Jahre	8,9	2,9
5—10 ,,	33	15,6
10—15 ,,	31,6	15,6
15—20 ,,	46,9	27,4
20—25 ,,	40,6	40,6
25—30 ,,	40	27
30—35 ,,	50	48,4
35—40 ,,	65,2	58,1
40—45 ,,	100	44,4
45—50 ,,	80	66,7

Im Durchschnitt zeigten **30%** der untersuchten Männer und Frauen Staublungen.

Die Diagnose der Staublunge wurde von Thiele als gerechtfertigt erachtet, wenn klinische, objektive Auskultations- und Perkussionsbefunde mit subjektiven Klagen übereinstimmen. Röntgenuntersuchungen konnten nicht gemacht werden.

Lungentuberkulose wurde bei etwa 5% gegen 2% bei Koelsch festgestellt. Hierin kommt nach Thiele die Wirkung der Hungerblockade um 1920 zum Ausdruck, Koelschs Zahlen waren großenteils vor dem Kriege ermittelt. — Über das Verhältnis der Tuberkulose zu den Lungenkrankheiten sagt Thiele:

Erkrankungen der Atmungsorgane sind eine Berufskrankheit der Porzelliner. Die Tuberkulose findet unter günstigen Voraussetzungen (erbliche Belastung, Körperanlage, Engbrüstigkeit, Ansteckungsmöglichkeit, wirtschaftliche und Wohnungsschwierigkeiten, unzweckmäßige Verwendung der Freizeit usw.) in den beruflich angegriffenen Atmungsorganen, insbesondere der Lunge des Porzelliners einen günstigen Boden zu ihrer Entwicklung.

Interessant sind die Ergebnisse des badischen Landesgewerbearztes Prof. Dr. Holtzmann und Dr. Harms 1921 in zwei kleineren (je 120 bis 130 Arbeiter), gut eingerichteten badischen Fabriken (Zell bei Offenburg und Mannheim). (In Rabinowitsch Tuberkulose-Bibliothek Nr.10.)

VII. Neuere Untersuchungen über Porzellanarbeiter. 43

Aus den Totenscheinen während 1901—1921 wird errechnet: In Zell starben pro Jahr auf 1000 Lebende:

	Erwachsene Bevölkerung ohne keramische Arbeiter		Keramische Arbeiter		
	Männer	Frauen	Männer und Frauen	Männer	Frauen	Männer und Frauen
An Tuberkulose	**2,6**	2,0	**2,3**	4,0	0,6	**2,8**
Andere Erkrankungen der Atmungsorgane	3,6	3,2	3,4	3,0	1,5	2,5
Alle Erkrankungen der Atmungsorgane	6,2	5,2	**5,7**	7,0	2,1	**5,3**

Also kein wesentlicher Unterschied bei den Keramikern und Nichtkeramikern, wenn wir die Gesamtlungenkrankheiten als Todesursache vergleichen. Es läßt sich gegen die aus kleinen Zahlen gewonnene Statistik, gegen die Totenscheingrundlage, gegen die Schwierigkeit, die Zahl der Porzellanarbeiter nachträglich für die verflossenen Jahre genau zu ermitteln, mancherlei einwenden, jedenfalls zeigen die Zahlen, daß in Zell von einem Tuberkuloseüberwiegen als Todesursache gegenüber der übrigen Bevölkerung nicht gesprochen werden kann. Die Zahlen der keramischen Arbeiter umfassen offenbar Porzelliner und Hilfsarbeiter, was natürlich die Zahlen für die keramischen Arbeiter günstiger gestaltet.

Wichtiger sind die Untersuchungen von Holtzmann und Harms mit klinischen Methoden und Röntgenstrahlen an 41 Arbeitern in Zell und Mannheim, die 3—47 Jahre gearbeitet hatten; es wurden insbesondere ältere Arbeiter und solche untersucht, welche „nach Angaben oder Aussehen den Verdacht auf mehr oder weniger ausgedehnte Staublunge erweckten. Alle als tuberkuloseverdächtig Erscheinenden wurden untersucht".

1. Die Resultate der Untersuchungen waren sehr bescheiden:

Subjektive Störungen (Klagen) waren nicht nur in den ersten 10 bis 20 Jahren der Berufstätigkeit, sondern auch bei höherem Berufsalter im allgemeinen sehr gering.

2. Der „physikalische Befund war in der Mehrzahl der Fälle negativ". Auf leichteste Abweichungen wurde nichts gegeben. Auch bei röntgenologisch festgestellter Staublunge fehlen oft physikalische Befunde.

3. Röntgenbild. In den ersten 5 Jahren fehlen Veränderungen im Röntgenbild; später, vom 10.—47. Arbeitsjahr, entwickeln sich Befunde von Staublungen mäßigen und mittleren Grades. In 4 Fällen (27, 40, 42, 44 Berufsjahre), also etwa 10%, konnte von „ausgesprochener Staublunge" gesprochen werden.

4. Pneumokoniose. So symptomlos die reine Pneumokoniose in der Regel verläuft, so mannigfaltig kann das klinische Bild der komplizierten Pneumokoniose sein: Chronische Bronchitis, Bronchiektasie,

Lungendrüsenschrumpfung, chronische Bronchopneumonien, Erweichungen. Solche Veränderungen fanden sich 3mal (7%).

5. Tuberkulose fand sich nur in 1 Fall (2,4%) neben Staublunge nach 30jähriger Berufsarbeit. Leider ist die Zahl der Untersuchten klein; der Befund: Verbreitete Staublungensymptome, wenig Tuberkulose, scheint klar. Prof. Holtzmann trat auch bei der Diskussion vorliegenden Referats energisch für seine Überzeugung ein, daß aus seinem Material sich eine wesentliche Tuberkulosegefährdung seiner Porzellanarbeiter nicht nachweisen lasse.

Anhangsweise sei bemerkt, daß auch noch eine Untersuchung an Berliner Material vorliegt, welche die Herren Prof. Eckert und Dr. Maskow im Jahre 1923 vorgenommen haben. Es wurden im ganzen 85 Leute röntgenologisch und klinisch untersucht und dabei eine außerordentlich geringe Ausbeute an pathologischen Befunden erhoben. Die Resultate veranlaßten eine nochmalige Überprüfung der Röntgenplatten durch eine vom Reichsgesundheitsrat eingesetzte Kommission, welche bei etwa 30% der Platten mehr oder weniger deutliche Staublungen und bei einer Zahl von 16% sichere[1], wenn auch meist geringe Andeutungen tuberkulöser Prozesse und bei weiteren 10% möglicherweise auf Tuberkulose zu beziehende Veränderungen nachwies. Es wurden bei dieser Beurteilung alle, auch die kleinsten Restprozesse als tuberkulös gerechnet und nicht unterschieden zwischen aktiver und ausgeheilter Tuberkulose. Die Tuberkulose-Diagnose war auch nicht durch eine klinische Untersuchung gestützt. Die Zahlen sind also mit den im vorstehenden verwendeten nicht direkt zu vergleichen und wohl nicht als Beweise einer besonders starken tuberkulösen Gefährdung zu bezeichnen. Es bleibt auch bestehen, daß die 85 Fälle klinisch mit einer Ausnahme von den beiden Erstuntersuchern als frei von aktiven tuberkulösen Prozessen angesehen wurden.

Wertvoll muß die Studie von Dr. Kreuser (Brauers Beitr. z. Tub. Bd. 63, Heft 4) erscheinen, der in seinem kleinen geschlossenen Fürsorgebezirk (Merzig a. Saar) die 343 Tuberkulose-Todesfälle von 1921 bis 1925 verglich. Sie verteilten sich auf 2044 Arbeiter der keramischen Industrie (Steingut), auf 4540 der übrigen Industrie (inkl. 1000 Bergleute und Eisenbahnangestellte) und 7218 aller anderen Berufe, namentlich Kaufleute und Landwirte. Ein weiterer Anteil kam auf die Angehörigen dieser etwa 14000 Arbeiter.

Es starben jährlich von 1000 Arbeitern bzw. Familienangehörigen an Tuberkulose:

	Keramik	Übrige Industrie	Andere Berufe
Arbeiter	4,4	1,77	2,25
Familienangehörige	3,1	1,7	1,3

[1] Von den 13 Arbeitern mit „tuberkulösen Veränderungen" nach dem Urteil der Kommission waren 7 56—60 Jahre, 5 46—49 Jahre alt.

VII. Neuere Untersuchungen über Porzellanarbeiter.

Also eine Verdopplung bis Verdreifachung der Tuberkulosetoten bei den Keramikern und ihren Angehörigen. Dabei sind hier alle **Tuberkulose-Todesfälle durch Tuberkelbazillennachweis bestätigt**, was bisher meines Wissens nie gemacht wurde. Dies war dadurch möglich, daß alle die Gestorbenen von der Fürsorge erfaßt und offenbar wiederholt auf Tuberkulose untersucht waren. Es wurde scheinbar kein Fall als Tuberkulose gerechnet, bei dem keine Tuberkelbazillen nachgewiesen waren. Auch Lungenemphysen und chronische Bronchitis sind bei den keramischen Arbeitern gesteigert.

Interessant ist, daß von 100 Todesfällen auf Tuberkulose kommen:

Jahre	Keramik		Andere Industrie		Andere Berufe	
	Männer	Frauen	Männer	Frauen	Männer	Frauen
14—20	9,3	8,3	21,0	—	18,1	—
21—30	9,3	41,6	44,7	—	30,9	—
31—40	6,6	16,6	10,5	—	12,7	—
41—50	13,2	8,3	10,5	—	9,05	—
51—60	46,1	16,6	7,9	—	14,5	—
61—70	13,2	8,3	5,25	—	12,7	—
71—80	3,2	0	0	—	1,8	—

Die Keramik-Männer bleiben lange arbeitsfähig, sterben in der Jugend viel weniger, erst spät in sehr stark vermehrtem Maße an Tuberkulose; die Frauen bleiben nicht bis ins höhere Alter im Beruf. Die vielen langjährigen, leicht Tuberkulösen verbreiten nach Kreuser die Tuberkulose; vgl. aber Collis S. 50. Sehr schade ist, daß wir nicht die absolute Sterbeziffer auf 1000 Arbeiter wissen. In Leipzig war sie

1887—1905 für alle Arbeiter 7,7
bei Glas, Porzellan, Töpfer 6,5
bei Töpferei . . . . 7,7.

Eine Steigerung der Tuberkulose von 1,77 resp. 2,25, also von etwa 2 auf 4,4, kann schon die absolute Mortalität erhöhen, wenn nicht — wie zu erwarten — andere Ursachen vermindert sind.

Die neueste Arbeit von Ministerialrat Prof. Dr. Koelsch und Sanitätsrat Dr. Kaestle[1] ist im Laufe des Jahres 1926/27 an 500 Arbeitern der oberpfälzisch-oberfränkischen Porzellanindustrie (Weiden, Marktredwitz und Umgebung, Selb) durchgeführt, wobei diesmal neben eingehenden klinischen auch röntgenologische Studien gemacht sind[2]. Die untersuchten Arbeiter sind nicht von den Untersuchenden ausgewählt, sondern es sind Personen untersucht, die sich freiwillig zur Untersuchung meldeten, und zwar sind 330 männliche und 170 weibliche Personen untersucht worden. Im wesentlichen waren es zur Zeit arbeits-

---

[1] Die Untersuchungen sind auf Veranlassung und mit erheblicher finanzieller Unterstützung des Reichsarbeitsministeriums durchgeführt worden. Vgl. die Anmerkung auf S. 5.

[2] Herr Dr. Kaestle setzte in der Sitzung des Gesundheitsrates (Juni 1928) auseinander, daß alle bis 1927 bekannten Fortschritte der Röntgenologie bei seinen Untersuchungen verwendet wurden. Er zeigte eine große Anzahl sehr schöner Diapositive von seinem Untersuchungsmaterial.

fähige Personen, die eben vom Arbeitsplatz kamen. Nur ganz wenig Leute waren als augenblicklich krank gemeldet oder invalid von den Ärzten geschickt worden; sie sind nicht in der Statistik verwendet. Es wurden die eigentlichen Porzelliner und die Nebenarbeiter bzw. Veredler wieder scharf auseinander gehalten, aber von den letzteren nur verhältnismäßig wenige zum Vergleich untersucht, etwa 10%. Im allgemeinen sind vorwiegend Leute untersucht, die längere Zeit im Beruf waren. Bei den Männern waren nur $^1/_5$ der Leute unter 10 Jahren im Beruf, die anderen von 10—50 Jahren. Bei den Frauen sind die alten Arbeiterinnen selten, weil die Hausfrauen vielfach ausscheiden und durch Mädchen ersetzt werden. Es sind hier $^2/_5$ unter 10 Jahren und die übrigen $^3/_5$ meist zwischen 10 und 30 Jahren; die ausgewählten Versuchspersonen zeigen proportional mehr Alte als der Durchschnitt der Arbeiterinnen. Es ist also sicher ein Material untersucht, das **schlechter und nicht besser ist als der Durchschnitt aller Porzelliner.**

Der allgemeine Gesundheitszustand erschien als nicht ungünstig. Aussehen, Ernährung und Kräftezustand waren im Durchschnitt jedenfalls nicht schlechter als bei der übrigen ortsansässigen Bevölkerung. Nur wenige der Untersuchten wiesen unbefriedigende Verhältnisse auf. Von den 330 männlichen Arbeitern waren 22 Massemüller und Schläger, 157 Dreher, Gießer und Garnierer, 85 Brennhausarbeiter, 14 Kapseldreher, 29 Modelleure und Gipser, 23 Nebenarbeiter. Also 307 Porzelliner, 23 Hilfsarbeiter. Unter den 170 Porzellanarbeiterinnen waren 100 Dreherinnen und Gießerinnen, 48 Glasurerinnen und Abstauberinnen, also 148 Porzellinerinnen neben 22 Hilfsarbeiterinnen, keine war unter 4—5 Jahren im Betrieb. Von den **307 Porzellinern** zeigten keinen Befund an den Atmungsorganen bzw. nur leichteste Abnormitäten 165, d. h. 54%; 142, d. h. 46%, boten klinische oder röntgenologische Störungen; 108, d. h. 35%, zeigten röntgenologische Symptome von Staublunge. Die Mehrzahl der Staublungen war 1.—2. Grades, relativ wenige 2. und 3. Grades, eine Anzahl boten überhaupt nur ganz leichte Befunde. Die Angaben sind nur allgemein gehalten. Bei **5 Fällen, d. h. noch nicht 2%, wurde leichte, zum Teil kavernöse Tuberkulose von chronischem Verlauf ermittelt, 9 Fälle, also nicht ganz 3%, waren Fälle, bei denen keine sichere, sondern nur eine „wahrscheinliche" oder mögliche Kombination von Tuberkulose und Staublunge festgestellt wurde.** Insgesamt also 2% sichere und 3% unsichere tuberkulöse Veränderungen.

Die **148 Porzellinerinnen** zeigten 37mal Staublungenbefunde, etwa 1. und 2. Grades, bei 8 Fällen wurden „mögliche Erscheinungen alter Tuberkulose vermutlich mit Staubwirkung kombiniert" gefunden, bei 2 produktiv zirrhotische Lungentuberkulose mit Pneumokoniose ohne sichere Abgrenzungsmöglichkeit der Herde in den Oberlappen.

Also auf 25% Staublungen **6,8%** Tuberkulose, wovon aber 5,4% „alte mögliche" und nur **1,2%** produktiv zirrhotische, sichere, aber gutartige Formen.

Zusammengefaßt heißt dies, daß von 1000 Porzellinern, von denen

VII. Neuere Untersuchungen über Porzellanarbeiter.

die Männer zu $^3/_5$, die Frauen zu $^4/_5$ über 10 Jahre Dienst machten, hatten:

	Aktive leichte tuberkulöse Prozesse	Zweifelhafte oder mögliche bzw. ausgeheilte Prozesse
Männer	2,0%	3,0%
Frauen	1,2%	5,4%

Teleky hält 2% aktive Tuberkulose in der städtischen Bevölkerung für erwiesen, allerdings unter Mitzählung der Kranken. Genaue Vergleichszahlen über den Zustand der Arbeiter in anderen Berufen fehlen. Kaum verschieden nach den wenigen Untersuchungen sogar ungünstiger, verhalten sich in Betreff Tuberkulose die Neben- und Hilfsarbeiter; von 23 Männern hatten 4 „Reste alter tuberkulöser Prozesse", also etwa 16%, von 22 Frauen 2 vielleicht tuberkulöse Prozesse, also etwa 9,6%. Staublungen fehlen.

Über das Verhalten der Tuberkulose zu der Porzellankrankheit drücken sich Koelsch und Kaestle folgendermaßen aus:

„Bakterielle Infektion, Lungenentzündungen durch die verschiedenen Erreger, für die beim Porzelliner zweifellos eine erhöhte Empfänglichkeit im Vergleich zur anderen Bevölkerung besteht, können jederzeit den an Lunge und Zirkulationsorganen geschädigten Porzellinern den vorzeitigen Tod bereiten. Der Lungeninfektion mit **Tuberkulose,** d. h. einwandfreien, aktiven oder selbst geheilten oder inaktiven Tuberkulosen sind wir bei Untersuchung der aus dem Betriebe kommenden Porzelliner seltener begegnet, als wir von vornherein erwartet hatten, besonders auf Grund der Sterblichkeitsverhältnisse an Lungenleiden in bestimmten Porzellinergegenden oder nach ärztlichen Diagnosen, Kassen- oder Leichenscheinen. Tuberkulosen, auch kavernöse Phthisen tuberkulöser Ätiologie, kamen vor bei bis ins höhere Lebensalter hinein werktätigen Porzellinern. Also bei Männern und Frauen nach langer Porzellanarbeit verbreitete Staublungen — deren Häufigkeit und Schwere im großen ganzen — aber mit vielen Ausnahmen — mit der Arbeitszeit wächst. Einzelne Personen erscheinen besonders für Staublunge disponiert — was noch nicht näher erklärt ist."

Koelsch und Kaestle sagen ferner:

„Ob sich in Krankenhäusern und Sanatorien und schließlich vielleicht in Leichenhäusern gerade jüngere Porzelliner und Porzellinerinnen mit kurzer Gesamtarbeitszeit und einwandfrei feststehender Tuberkulose der Lungen in überdurchschnittlicher Zahl finden, ist zuverlässig an genügendem Material nicht festgestellt"[1].

---

[1] An einer andern Stelle heißt es ähnlich: „Wie viele Porzellanarbeiter und -arbeiterinnen in jüngeren Jahren, im Beginn der werdenden Porzellanpneumonokoniose bzw. im Reizstadium auf Grund tuberkulöser Lungeninfektion ausgesondert werden — im Verlaufe der auch hier wie überall im Leben durch die Arbeit bedingten Auslese — entzieht sich sicherer Kenntnis: allzu viele dürften es nicht sein."

Da dies aber festgestellt sein müßte, wenn man berechtigt sein sollte, von einer starken Tuberkulose-Erzeugung durch die Staubarbeit zu reden, so sind auch diese negativen Feststellungen wichtig.

Koelsch und Kaestle sprechen zum Schluß noch ausführlich von der Schwierigkeit der Differentialdiagnose von Porzellanstaublunge und Lungentuberkulose. Von der Heranziehung der feinsten Untersuchungsmethoden der modernen Klinik versprechen sich die Autoren nicht allzuviel. Sie sind der Meinung, daß namentlich bei den gutartigen, zirrhotischen Tuberkulosen, die nach der vorliegenden Arbeit die weitaus überwiegende Tuberkuloseform der Porzelliner darstellt, die bakteriologischen und serologischen Methoden fast ausnahmslos im Stich lassen.

Die Röntgenmethode kombiniert mit der kritischen, physikalischen Untersuchung scheint den Autoren im allgemeinen auszureichen.

Ich bemerke dazu, daß die Mehrzahl der von ihnen beschriebenen Tuberkulosefälle als „möglich", „zweifelhaft", „unsicher" bezeichnet sind, ein Zeichen, daß auch erfahrene Spezialisten solche leichte Fälle heute ohne längere Krankenhausbeobachtung und wiederholte Untersuchungen nicht mit voller Sicherheit diagnostizieren können.

Höchst interessant ist gerade von diesem Standpunkt aus, was zum Schluß mitgeteilt wird über das Material der Sanatorien.

„Betrachtet man übrigens das Sanatoriumsmaterial an Porzellanpneumonokoniotikern mit Verdacht auf Lungentuberkulose kritisch, so sehen wir, daß z. B. von 25 wegen Tuberkuloseverdacht aus verschiedenen Bezirken mit Porzellanfabriken einer Lungenheilanstalt überwiesenen Porzellinern, bei 5 (von 25) sich der Verdacht auf Tuberkulose einwandfrei rechtfertigen ließ unter Zuhilfenahme des ganzen diagnostischen Rüstzeuges durch einen sehr erfahrenen Sanatoriumsleiter; zwei Kranke bleiben verdächtig auf Tuberkulose neben Pneumonokoniose; 18 wurden reine Pneumonokoniotiker, die nach kürzerer oder längerer Zeit, nach Klärung der Sachlage oder Erreichung von Besserung der Beschwerden, entlassen wurden. In einem anderen Sanatorium erwies sich von 6 als tuberkuloseverdächtig eingewiesenen Porzellinern nur einer als tuberkulös (16%)."

Das würde also heißen, daß an beiden Heilstätten die von den Fabrikärzten zunächst als verdächtig ausgesuchten tuberkulosekranken Porzelliner nur zu $1/5$ tuberkulös wären wozu noch einzelne unklare Fälle kommen[1]!

Gewiß weisen uns diese Untersuchungen darauf hin, der Diagnose auf Tuberkulose bei kranken und invaliden Porzellinern, die sich nicht in Sanatorien aufhalten, besondere Aufmerksamkeit zu schenken, wie dies Koelsch und Kaestle auch verlangen. Es wird von hohem Inter-

---
[1] Von dem im Krieg als tuberkuloseverdächtig angelieferten Soldatenmaterial wurden in Freiburg nur 60, in Heidelberg 40, in Halle 26, in Jena nur 18% als wirklich tuberkulös befunden!

esse sein, ob auch hier fälschliche Tuberkulosen entdeckt werden, oder ob nicht doch bei den alten Arbeitsinvaliden die Tuberkulose schließlich oft als Endkrankheit auftritt.

Nach meiner Meinung ergeben also vorläufig fast alle neuen Untersuchungen von Arbeitern und viele der in Sanatorien mit neuen Methoden vorgenommenen Prüfungen nur eine mäßige Anzahl von Tuberkulosekranken bei den Porzellinern. Ehe wir mehr Vergleichsmaterial von sorgfältigen Massenuntersuchungen anderer Arbeitergruppen haben, werden die 1—3% leichter, aktiver Tuberkulose bei den alten Arbeitern nicht überschätzt werden dürfen. Zu dieser Anschauung paßt auch der Satz von Koelsch und Kaestle:

„Eine Lungenheilanstalt wird eine Porzellanfabrik allerdings nie werden. Zwar verlaufen die bei älteren Porzellinern zur Beobachtung kommenden Tuberkulosen vielfach langsam nach dem Typ der produktiv-zirrhotischen Tuberkulose. Aber Kavernen, Zerfallserscheinungen u. dgl. kommen vor und können früher oder später zur Invalidität und zum Tode des Kranken führen."

Doch mag man die Tuberkulosegefahr etwas höher oder niedriger einschätzen, niemand wird die verbreitete, leichtere oder schwerere Fibrose oder Staublunge als eine gleichgültige Erkrankung der Porzelliner auffassen und verkennen, daß sie zur ungenügenden Funktion der Lunge, zu quälendem Husten und Atemnot und sekundär zu Herzveränderungen führen kann und schließlich recht oft führt. Koelsch und Kaestle drücken dies so aus:

„Aber Tuberkuloseerkrankung allein ist auch nicht nötig, um unser Interesse an der Porzellan-Pneumonokoniose in tätige praktische Richtung zu lenken. Die Beschwerden älterer Porzellan-Pneumonokoniotiker und die Gefährdung aller Arbeiter mit Pneumonokoniose durch akute und u. a. auch tuberkulöse Infektion rechtfertigt die Aufstellung bestimmter Forderungen."

VIII. Einige neuere ausländische Arbeiten über die Bedeutung der Kieselsäure insbesondere für die Keramik-Arbeiter.

Es ist schon oben auf die wichtigen englischen Arbeiten über die Bedeutung der Kieselsäure (SiO_2) für das Entstehen der silikotischen Fibrosis und der „Miners Phthisis" hingewiesen. Immer klarer tritt aus den neueren Arbeiten die Wirkung des SiO_2-Staubes für die Erzeugung von fibrösen Prozessen in der Lunge hervor. Die organischen Staubsorten, speziell der Kohlenstaub, erzeugen diese Fibrose nicht, von den anorganischen Staubsorten scheint Kieselsäurestaub vor allem Fibrose zu erzeugen. Der gefürchtete Stahlschleifstaub enthält reichlich Kieselsäure aus den Schleifsteinen, der Erzstaub ist durch die Gangart kieselsäurereich und fibroseerzeugend. Die Kohlenbergwerke mit kieselsäurehaltigem Nebengestein erzeugen fibröse Phthise, reine Kohlenarbeit nicht (Collis, Journ. of ind. Hyg. 1926, Bd. VIII, S. 462).

Der weiche Tonstaub ist harmlos oder nützlich für die Lunge (Hefferman, Journ. of ind. Hyg. 1926, Bd. VIII, S. 481), vgl. auch S. 27.

In England haben 1926 in staatlichem Auftrag Dr. Sutherland und Brysen die Tonindustrie auf das Vorkommen und die Häufigkeit von „Fibrosis" (klinisch nachweisbare Lungenveränderungen) und „Silikosis" (Fibrosis durch Kieselstaub verursacht und röntgenologisch nachweisbar) geprüft.

Von 18299 Arbeitern in Staffordshire wurden 531 klinisch, 230 röntgenologisch untersucht. Es wurde etwa in 40% der untersuchten Fälle klinisch, in 38% röntgenologisch ein positiver Befund erhalten. Es wurden nur Leute untersucht, die nur in einem Teil des Betriebes ausschließlich beschäftigt waren, und nur solche, die sich zur Verfügung stellten. Es waren viele alte Leute dabei. Unter den 87 positiven Silikosisbefunden waren nur 3 unter 10 Jahren, aber 17 über 40 Jahre beschäftigt.

Über Tuberkulose enthält der Bericht so gut wie nichts; bloß auf S. 34 steht:

„Fälle von Tuberkulose schienen nicht sehr häufig zu sein, es wurden indessen keine Sputumuntersuchungen ausgeführt."

Edgar L. Collis, Prof. of Preventive Medicine, Welsh National School of Medicine (Journal of Ind. Hyg. 1926, Nr. 11, S. 457) hat in einer interessanten Studie gezeigt, daß alle Arbeiter, die mit Kieselsäure zu tun haben, eine vermehrte Sterblichkeit und zwar ganz auffallend in den höheren Lebensjahren an Lungenkrankheiten speziell Silikose haben.

Die Abtrennung der Silikose von der Tuberkulose hat er nicht vorgenommen. Man findet bei älteren silikotischen Arbeitern nicht selten eine Komplikation mit Tuberkulose, worüber er keine Zahlen bringt. Aus seinen Tabellen entnehme ich einige Zahlen. Es sterben in England und Wales von 1000 Lebenden 1921, 1922 und 1923:

Gruppe	Alter				
	20—25	25—34	35—44	45—54	55—64
I. Bronchitis Alle aktiven und im Ruhestand befindlichen männlichen Arbeiter	—	—	0,2	0,56	1,91
Bergleute (Zink, Kupfer, Bleiminen) . .	—	—	0,56	2,66	9,04
Kalksteinhauer	—	—	—	0,56	3,11
Sandstein	—	—	0,78	1,17	12,42
Töpfer	—	—	0,61	2,05	13,27
Porzellan, Steingut	—	—	0,71	3,09	10,01
Messerschleifer	—	—	1,15	3,68	16,15

Gruppe	Alter				
	20—25	25—34	35—44	45—54	55—64
II. Pneumonie:					
Alle aktiven und im Ruhestand befindlichen männlichen Arbeiter	—	0,40	0,72	1,03	1,70
Töpfer	—	0,34	1,21	1,10	2,47
Porzellan, Steingut	—	0,25	1,88	1,69	2,86
Messerschleifer	—	0,99	0,57	4,9	2,31
III. Lugentuberkulose und fibröse Phthisis-Silikose					
Alle aktiven und im Ruhestand befindlichen männlichen Arbeiter	1,36	1,33	1,60	1,68	1,54
Bergleute	1,0	7,5	21,4	25,9	49,2
Sandsteinhauer	—	0,67	4,94	11,67	13,11
Töpfer	3,08	1,72	4,25	6,32	7,10
Porzellan	2,3	1,2	4,5	4,5	5,0
Schleifer	0,9	3,5	13,8	22,1	23,2

Relativ bescheiden auf das 2—3fache in höheren Jahrgängen ist die Steigerung bei den Porzellanarbeitern und bis zum 4fachen bei den Töpfern, ganz gewaltig aber sind die Steigerungen bei den Messerschleifern, aber besonders in den Metallminen, wobei Steigerungen auf das 10—30fache vorkommen. Nicht das Metall, sondern das Nebengestein scheint hier die Ursache zu sein.

In diesen Tabellen sind von allen Arbeitsgruppen nur die aufgenommen, die wirklich mit Staub in Berührung kommen. Also von den Porzellanarbeitern nur die Porzelliner.

Merkwürdig ist, daß die Porzellan- und Steingutarbeiter und zwar die Ofenleute (inkl. „setters" und „placers") auch eine erhöhte Mortalität an chronischer Nephritis haben sollen.

Gruppe	Nephritis	
	Alter	
	45—55	55—64
Alle arbeitenden und nichtarbeitenden Arbeiter . .	0,45	1,08
Porzellanarbeiter	0,56	2,86

Alkoholismus soll daran nicht schuld sein; Collis denkt an eine Kieselsäurewirkung.

Zum Schlusse macht Collis noch auf eine sehr interessante Sache aufmerksam, die vor ihm schon eine ganze Reihe von ihm zitierter, englischer Autoren festgestellt haben, die geringe Zahl von Tuberkulosefällen unter den Frauen, deren Männer in so hohem Maße Lungenveränderungen haben, bei denen vielfach Tuberkulose im Spiele ist. Der Autor faßt den Satz so:

„Silikotische Tuberkulose scheint weniger infektiös zu sein wie gewöhnliche."

Ob die Tuberkulosebazillen bei Silikose von geringerer Virulenz sind, weniger zahlreich, weniger leicht den Körper verlassen, ist nicht näher untersucht. Die Tatsache scheint sehr interessant vom Standpunkt der sozialen Bedeutung der latenten und langsam verlaufenden Tuberkulose bei den Porzellanarbeitern, da es ja zunächst besondere hygienische Bedenken erwecken mußte, daß chronische, mit leichter Tuberkulose kombinierte Staublungen der Arbeiter ihre Frauen und Kinder auf die Dauer schwer gefährden müßten. Es ist denkbar, daß Frauen und Kinder durch Aufnahme spärlicher Tuberkelbazillen geradezu vielfach immunisiert werden. Auch hier gibt es noch Probleme genug!

IX. Maßnahmen.

Über die zu ergreifenden Maßnahmen zur Verbesserung der Gesundheitsverhältnisse der Porzellanarbeiter, insbesondere an den Orten, wo ihre Anfälligkeit an Lungenkrankheiten und Tuberkulose erheblich das Normale überschreitet, wären folgende Gesichtspunkte in den Vordergrund zu stellen:

1. Vermeidung unnötigen Staubentweichens in die Arbeitsräume. Dieser Abschnitt wäre evtl. noch ausführlicher zu bearbeiten an Hand der Vorschläge, die Bogner, Koelsch u. a. gemacht haben, und die durchaus diskutierbar sind. Die durchschnittliche Staubmenge sollte etwa 5—10 mg im Kubikmeter nicht überschreiten, genaue Vorschläge sind noch nicht zu machen. Die Prozeduren, die stark Staub machen, vor allem die Kollergänge, sind in geeigneter Weise verglast einzubauen und zu entstauben und von den anderen Betrieben zu trennen. Natürlich darf die Staubabsaugung nicht zu Zugbelästigung führen. Weiter wird zur Vermeidung des Staubes möglichste Reinlichkeit in den Betrieben durchzuführen sein. Auch feuchter Abfall wird Staubquelle, wenn er im Arbeitsraum vertrocknet und zertreten wird. Hier wäre mit Strenge, guten Fußböden und feuchter Reinigung, Abfallschüsselchen usw. sicher viel zu erreichen.

2. Hustende Kranke mit offener Tuberkulose sind aus den Betrieben zu entfernen. Dazu kann es nötig werden, die staubgefährdeten Arbeiter periodisch zu untersuchen.

3. Alle Bestrebungen, aus den Porzellinerfamilien Leute mit offener Tuberkulose zu entfernen und sie Anstalten zu überweisen oder in besonderen Zimmern der Wohnung unterzubringen, sind zu fördern.

4. Keine Erfahrung habe ich, ob kurze Arbeitspausen, um die Selbstreinigung zu fördern, wie sie Koelsch und Kaestle empfehlen, eine praktische Bedeutung haben. Daß wochenlanger Sanatoriumsaufenthalt erholt, ist klar.

Koelsch und Kaestle geben im Anschluß an ihre Vorschläge zu Maßnahmen noch eine bedeutsame Anregung, die dem Geiste der gegenwärtigen Fürsorge für Arbeitsgeschädigte entspricht, und der ich mich anschließe:

Die Späterscheinungen der Pneumonokoniose und ihre Folgen sind als Unfall im Sinne der Verordnung vom 12. Mai 1925 zu betrachten und entsprechend zu behandeln. Die dadurch sich etwa ergebende finanzielle Belastung scheinen Koelsch und Kaestle nicht hoch zu bewerten. Dieser Vorschlag scheint ernste Beachtung zu verdienen[1].

X. Schlußsätze.

1. Die älteren Feststellungen über sehr hohe Tuberkulosemortalität bei Porzellanarbeitern sind heute nicht mehr voll kontrollierbar. Sie sind sicher zum Teil zu hoch, indem damals viele Fälle chronischer Lungenerkrankungen einfach als Tuberkulose gerechnet und jedenfalls die Silikose oder Fibrose nicht abgetrennt ist. Doch ist nicht zu vergessen, daß die Tuberkuloseserblichkeit früher allgemein viel höher war als heute, und daß auch dies zum Teil die älteren Zahlen der Porzelliner beeinflußte.

2. Die vorhandene deutsche Statistik, die sich auf Totenscheine und Krankenkassenangaben stützt, ist nur mit Vorsicht zu Orientierungsbetrachtungen zu gebrauchen.

3. Beschränkt man sich darauf, möglichst gleichartiges zu vergleichen, so ergeben die meisten neueren Statistiken keine Beweise für erhebliche Tuberkulosesteigerung bei Porzellanarbeitern.

4. Es ist aber unbestreitbar, daß die Statistiken einzelner Autoren bzw. einzelner untersuchter Gegenden erheblich schlechter lauten. Dies liegt — abgesehen von der Verschiedenheit der Beurteilung — offenbar an lokalen Verhältnissen. Es ist von vornherein zu erwarten, daß Menschenschlag, Bildungsgrad, Wohlhabenheit und Sauberkeit, Wohnungswesen, neben den speziellen Einrichtungen der Fabriken die Tuberkulosehäufigkeit beeinflussen müssen. Insbesondere die Infektionsgefahr außerhalb der Fabrik dürfte sehr verschieden groß sein.

5. Neben auffallend schlechten lokalen Resultaten fehlen auch auffallend gute lokale Befunde nicht.

6. Zur Beurteilung der Gesundheitsverhältnisse der aktiven Porzellanarbeiter liegen heute viele sorgsame, klinische und röntgenologische Untersuchungen aus verschiedenen Gegenden vor. Diese neuen Arbeiteruntersuchungen stehen trotz verschiedener Beurteilung von Einzelheiten in gutem Einklang: Tuberkulose ist meist ein seltener Befund bei aktiven Porzellinern, die Erkrankung ist meist leicht, chronisch und nicht selten nur mit Wahrscheinlichkeit oder in abgeheilten Restzuständen festzustellen. Staublungen wurden vor dem 5. Jahr wenig, später bei einem erheblichen Prozentsatz aller Arbeiter gefunden.

---
[1] Bemerkung beim Druck: Dieser Anregung ist bei dem neuesten Ausbau des Gesetzes Rechnung getragen worden.

7. Die Tuberkulose wird nach den meisten Autoren durch leichte Grade der Silikose bzw. Fibrose entweder gar nicht beeinflußt oder doch jedenfalls nicht begünstigt. Eine Gruppe von Forschern hält sogar eine Verlangsamung des tuberkulösen Prozesses durch kleine Porzellanstaubmengen für erwiesen, betrachtet also solche Einatmungen für heilsam und will auch sonst zu Tuberkuloseheilzwecken Kieselsäure zuführen. Große Dosen Kieselsäure als SiO_2 oder harte Silikatkristallfragmente eingeatmet sind nach allen Autoren schädlich, sie machen rasch schwere Silikose und begünstigen die Ansiedlung von Tuberkulosebazillen. Dies ist auch wieder durch die neuesten Tierversuche anschaulich erwiesen. Die in den deutschen Fabriken zur Zeit eingeatmeten Kieselsäure- und Feldspatmengen sind meist von bescheidener Größenordnung und mögen in ihrer Wirkung durch den mitgeatmeten Ton günstig beeinflußt sein. Ihre Wirkung auf die Lunge scheint erst nach etwa 5 Jahren deutlicher.

8. Inwieweit die wegen Alter oder Kräfterückgang mit einem erheblichen Grade von Silikose pensionierten Arbeiter in ihrer Lebenserwartung geschädigt sind, ist nach dem mir vorliegenden Material nicht genau zu sagen. Daß die alten Leute mit Fibrose leichter Tuberkulose bekommen, wird von vielen Seiten angenommen. Ob sie aber tatsächlich an Tuberkulose oder einfach an den Folgen der Fibrose auf Herz und Lungen sterben oder auch an anderen Ursachen, dafür gibt es keine moderne Arbeit.

9. Tierversuche sind bei der Kurzlebigkeit unserer kleinen Versuchstiere — und der geringen Schädlichkeit kleiner Staubmengen in kürzerer Zeit für Menschen und Tiere — schwer so anzustellen, daß sie direkt verwendbare Resultate geben; immerhin haben die neuen Untersuchungen schon jetzt Interessantes gelehrt und versprechen mehr.

XI. Zusammenfassung[1].

„Die dem Reichsgesundheitsrat vorgelegte Frage nach der Häufigkeit der Tuberkulose unter den Porzellanarbeitern muß auf Grund der neueren Erfahrungen auf die Frage nach der Häufigkeit des Vorkommens von chronischen Erkrankungen der Lungen durch Staubeinatmung bei den Porzellanarbeitern ausgedehnt werden. Nach dieser Richtung haben die angestellten Erhebungen folgendes ergeben:

Die Porzellanarbeiter zeigen eine verhältnismäßig hohe Gefährdung durch Staublungenerkrankung, die an sich in vorgeschrittenen Fällen oder durch erhöhte Anfälligkeit für hinzutretende infektiöse Prozesse — auch Tuberkulose — nicht nur zu vorzeitiger Invalidität führen kann, sondern auch eine Erhöhung der Sterblichkeit namentlich in den höheren Altersklassen zur Folge hat. Eine berufliche Gefährdung der Porzellan-

---

[1] Diese Zusammenfassung wurde in der Sitzung vom Juni 1928 vom Reichsgesundheitsrat gutgeheißen und beschlossen.

arbeiter durch Tuberkulose an sich ist bisher nicht nachgewiesen. In welchem Umfang andererseits die Staublungenerkrankungen durch Tuberkulose kompliziert werden, bedarf noch weiterer Klärung. Im allgemeinen scheint dies vorwiegend erst in höherem Lebensalter einzutreten und zur erhöhten Sterblichkeit beizutragen. Für den Arbeiterschutz und die versicherungsrechtliche Behandlung dieser Erkrankungen wird man auf eine Unterscheidung zwischen einfacher und mit Tuberkulose komplizierter Staublungenerkrankung verzichten können.

Es ergibt sich als Forderung einer hygienisch einwandfreien Betriebsführung insbesondere die Notwendigkeit einer sorgfältigeren Staubbekämpfung. Der gesundheitlichen Überwachung der Arbeiter und der Gesundheitsfürsorge ist erhöhte Aufmerksamkeit zuzuwenden. Die Einbeziehung der vorgeschrittenen Staublungenerkrankungen — mit oder ohne komplizierende Tuberkulose — unter die Verordnung über die Ausdehnung der Unfallversicherung auf gewerbliche Berufskrankheiten erscheint geboten.

Zur Beurteilung der Gesundheitsverhältnisse in den übrigen Zweigen der keramischen Industrie liegen ausreichende Unterlagen bisher nicht vor."

Buchdruckerei Otto Regel G. m. b. H., Leipzig

SPRINGER-VERLAG BERLIN HEIDELBERG GMBH

Beihefte
zum
Zentralblatt für Gewerbehygiene und Unfallverhütung

Herausgegeben von der Deutschen Gesellschaft für Gewerbehygiene in Frankfurt a. M., Platz der Republik 49

Die neuesten Hefte:

Beiheft 7:
Arbeit und Ermüdung. Von Prof. Dr. E. Atzler-Berlin; Gewerbemedizinalrat Dr. H. Betke-Wiesbaden; Dr. G. Lehmann-Berlin; Prof. Dr. E. Sachsenberg-Dresden nebst Beiträgen von Medizinalrat Dr. L. Ascher-Frankfurt a. M.; Dr. Brieger-Marburg a. L.; Dr. E. Simonson-Frankfurt a. M. Mit 44 Textabbildungen und 9 Tabellen. IV, 91 Seiten. 1927. RM 4.80

Beiheft 8:
Gewerbliche Ohrenschädigungen und ihre Verhütung. Von Sanitätsrat Dr. Peyser-Berlin und Gewerberat Dr. Maué-Münster. VI, 39 Seiten. 1928. RM 2.40

Beiheft 9:
Grundlagen und Aufgaben der physiologischen Arbeitseignungsprüfung und der Anlernung. Von Oberingenieur R. C. Arnhold-Gelsenkirchen; Medizinalrat Dr. L. Ascher-Frankfurt a. M.; Professor Dr. E. Atzler-Berlin; Professor Dr. H. Rupp-Berlin. Mit 41 Textabbildungen. V, 109 Seiten. 1928. RM 6.80

Beiheft 10:
Die Bedeutung der Beleuchtung für Gesundheit und Leistungsfähigkeit. Von Oberreg.-Rat Professor Dr. Holtzmann-Karlsruhe i. B.; Dipl.-Ing. Schneider-Berlin; Prof. Dr. Schütz-Berlin; Dr. Thies-Dessau; Dr.-Ing. Bloch-Berlin. Mit 29 Textabbildungen. IV, 53 Seiten. 1928. RM 3.60

Beiheft 11:
Hygiene und Gesundheitsgefahren der Werft- und Hafenarbeit und der Arbeit des Heizpersonals auf Schiffen. Von Oberarzt Dr. Rothfuchs-Hamburg; Obergewerberat Dr. Barkow-Hamburg; Professor Dr. Schwarz-Hamburg nebst Beiträgen von Dr. Meyer-Brodnitz-Berlin; M. Grotjahn-Berlin; E. Riedel-Berlin. Mit 8 Textabbildungen. IV, 48 Seiten. 1928. RM 2.80

Beiheft 12:
Fließarbeit. Von Dr.-Ing. E. h. C. Köttgen nebst Beiträgen von O. Streine und Dr. W. von Bonin. Mit 29 Textabbildungen. V, 39 Seiten. 1928. RM 2.60

Beiheft 13:
Frauenarbeit. Von Prof. Dr. med. A. Thiele, Ministerialrat, Geh. Med.-Rat, Sächs. Landesgewerbearzt, Dresden, Dr. med. E. Krüger, Regierungsgewerberat, Dresden, Prof. Dr. med. H. Sellheim, Geh. Med.-Rat, Leipzig, M. Juchacz, M. d. R., Berlin, G. Leifer, Direktor, Berlin-Siemensstadt, Dr. med. H. Küster, Privatdozent, Leipzig. Mit 60 Abbildungen. V, 76 Seiten. 1929. RM 8.40

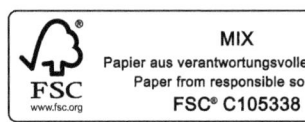

If you have any concerns about our products,
you can contact us on
ProductSafety@springernature.com

In case Publisher is established outside the EU,
the EU authorized representative is:
**Springer Nature Customer Service Center GmbH
Europaplatz 3, 69115 Heidelberg, Germany**

Printed by Libri Plureos GmbH
in Hamburg, Germany